BIBLIOTHÈQUE MÉDICALE

FONDÉE PAR MM.

J.-M. CHARCOT et G.-M. DEBOVE

DIRIGÉE PAR M.

G.-M. DEBOVE

Membre de l'Académie de médecine.
Professeur à la Faculté de médecine de Paris,
Médecin de l'hôpital Andral.

BIBLIOTHÈQUE MÉDICALE CHARCOT-DEBOVE

Reliure amateur tête dorée, le vol. 3 fr. 50

VOLUMES PARUS DANS LA COLLECTION

V. Hanot. La Cirrhose hypertrophique avec ictère chronique.
G.-M. Debove et Courtois-Suffit. Traitement des pleurésies purulentes.
J. Comby. Le Rachitisme.
Ch. Talamon. Appendicite et Pérityphlite.
G.-M. Debove et Rémond (de Metz). Lavage de l'estomac.
J. Seglas. Des troubles du langage chez les aliénés.
A. Sallard. Les Amygdalites aiguës.
L. Dreyfus-Brissac et I. Bruhl. Phtisie aiguë.
P. Sollier. Les Troubles de la mémoire.
De Sinety. De la Stérilité chez la femme et de son traitement.
G.-L. Debove et J. Renault. Ulcère de l'estomac.
G. Daremberg. Traitement de la Phtisie pulmonaire. 2 vol.
Ch. Luzet. La Chlorose.
E. Mosny. Broncho-Pneumonie.
A. Mathieu. Neurasthénie.
N. Gamaleïa. Les Poisons bactériens.
H. Bourges. La Diphtérie.
Paul Blocq. Les Troubles de la marche dans les maladies nerveuses.
P. Yvon. Notions de pharmacie nécessaires au médecin. 2 vol.
L. Galliard. Le Pneumothorax.
E. Trouessart. La Thérapeutique antiseptique.
Juhel-Rénoy. Traitement de la fièvre typhoïde.
J. Gasser. Les causes de la fièvre typhoïde.
G. Patein. Les Purgatifs.
A. Auvard et E. Caubet. Anesthésie chirurgicale et obstétricale.
L. Catrin. Le Paludisme chronique.
Labadie-Lagrave. Pathogénie et traitement des néphrites et du mal de Bright.
E. Ozenne. Les Hémorroïdes.
Pierre Janet. État mental des hystériques. — Les stigmates mentaux.
H. Luc. Les Névropathies laryngées.
R. du Castel. Tuberculoses cutanées.
J. Comby. Les Oreillons.
Chambard. Les Morphinomanes.
J. Arnould. La Désinfection publique.
Achalme. Érysipèle.
P. Boulloche. Les Angines a fausses membranes
E. Lecorché. Traitement du diabète sucré.
Barbier. La Rougeole.
M. Boulay. Pneumonie lobaire aiguë. 2 vol.
A. Sallard. Hypertrophie des amygdales.
Richardière. La Coqueluche.
G. André. Hypertrophie du cœur.
E. Barié. Bruits de souffle et bruits de galop.
L. Galliard. Le Choléra.

Polin et Labit. Hygiène alimentaire.
Boiffin. Tumeurs fibreuses de l'utérus.
E. Rondot. Le Régime lacté.
Ménard. Coxalgie tuberculeuse.
F. Verchère. La Blennorrhagie chez la femme. 2 vol.
Pierre Janet. État mental des hystériques, accidents mentaux.
P. Legueu. Chirurgie du rein et de l'uretère.
P. de Molènes. Traitement des affections de la peau. 2 vol.
Ch. Monod et J. Jayle. Cancer du sein.
P. Mauclaire. Ostéomyélites de la croissance.
Blache. Clinique et thérapeutique infantiles. 2 vol.
A. Reverdin (de Genève). Antisepsie et Asepsie chirurgicales
Louis Beurnier. Les Varices.
G. André. L'Insuffisance mitrale.
Guermonprez (de Lille) et **Bécue** (de Cassel). Actinomycose.
P. Bonnier. Vertige.
De Grandmaison. La Variole.
A. Courtade. Anatomie, physiologie et séméiologie de l'oreille.
J. Duplaix. Des Anévrysmes.
Ferrand. Le Langage, la Parole et les Aphasies.
Paul Rodet et C. Paul. Traitement du lymphatisme.
H. Gillet. Rythmes des bruits du cœur (physiologie et pathologie).
Lecorché. Traitement de la goutte.
J. Arnould. La Stérilisation alimentaire.
Legrain. Microscopie clinique.
Pierre Achalme. Immunité dans les maladies infectieuses.
A. Martha. Des Endocardites aiguës.
E. Périer. Hygiène alimentaire des enfants.
J. Comby. Empyème pulsatile.
L. Poisson. Adénopathies tuberculeuses.
Laveran. Des Hématozoaires chez l'homme et les animaux.
R. Blanchard. Les vers du sang.

POUR PARAITRE PROCHAINEMENT

Magnan et Legrain. Les Dégénérés.
Charcot et Pitres. Les Centres corticaux moteurs.
M. Bureau. Les Aortites.
G. Martin. Myopie, Hypéropie, Astigmatisme.
Mauclaire et de Bovis. Des Angiomes.
J. Garel. Rhinoscopie.
A. Robin. Ruptures du cœur.
E. Valude. Les Ophtalmies du nouveau-né.
Legry. Les Cirrhoses alcooliques du foie.
Denucé. Le Mal de Pott.

LES HÉMATOZOAIRES
DE
L'HOMME ET DES ANIMAUX

PAR LES DOCTEURS

LAVERAN

Médecin principal de 1re classe, professeur à l'École du Val-de-Grâce
Membre de l'Académie de Médecine

ET

R. BLANCHARD

Professeur agrégé à la Faculté de Médecine de Paris
Membre de l'Académie de Médecine

PREMIÈRE PARTIE
PROTOZOAIRES DU SANG

AVEC 9 FIGURES DANS LE TEXTE, DONT 6 EN COULEURS

PARIS
RUEFF ET Cie, ÉDITEURS
106, BOULEVARD SAINT-GERMAIN, 106

1895

INTRODUCTION

Le mot *hématozoaire* (αἷμα, sang; ζῶον, animal) s'applique à tous les parasites animaux qui vivent dans le sang de l'homme ou des animaux.

Ces parasites du sang appartiennent à plusieurs espèces très différentes les unes des autres; le terme hématozoaire ne désigne donc pas une espèce naturelle pouvant prendre place dans une classification méthodique, mais une réunion de parasites dissemblables, n'ayant entre eux que deux caractères communs : 1° ces parasites appartiennent au règne animal; 2° ils s'observent dans le sang de l'homme ou des animaux.

Le groupement des parasites dont nous aurons

à nous occuper dans cet ouvrage est donc artificiel, mais au point de vue médical, et c'est surtout à ce point de vue que nous nous plaçons, ce groupement nous a paru présenter de grands avantages.

Les hématozoaires, auxquels on faisait naguère une si petite place dans l'étiologie des maladies, ont acquis dans ces dernières années des titres très sérieux à l'attention des médecins: nous savons aujourd'hui que le sang peut contenir non seulement des parasites animaux relativement volumineux et connus depuis assez longtemps, comme les Filaires et la Bilharzie, mais aussi des parasites appartenant à la classe la plus inférieure, aux Protozoaires, qui par leur petitesse et par leur mode d'action sur l'économie se rapprochent des Schizophytes, et qui, comme eux, peuvent donner naissance à des maladies générales.

Ces Protozoaires parasites sont la cause d'une des maladies les plus répandues à la surface du globe, le paludisme, et des parasites semblables à l'hématozoaire du paludisme ont été décrits chez un grand nombre d'animaux.

Il est bien probable que de nouvelles découvertes seront faites dans cette voie.

L'utilité de l'étude des hématozoaires est donc

incontestable, pour le médecin comme pour le naturaliste.

Nous avons pensé qu'une étude d'ensemble des hématozoaires aurait l'avantage d'amener des rapprochements entre les différents parasites de l'homme et des animaux.

Beaucoup de questions sont encore obscures dans l'histoire de ces parasites, et la pathologie comparée a déjà rendu et rendra encore, vraisemblablement, de grands services pour la solution de ces problèmes.

Tout en consacrant la plus grande part de ce livre aux hématozoaires de l'homme, nous ne négligerons donc pas l'étude des hématozoaires des animaux.

Les hématozoaires seront groupés en trois classes :

1° Protozoaires;

2° Trématodes;

3° Nématodes.

Pour chacun de ces groupes, nous étudierons les parasites de l'homme ou des animaux supérieurs, puis ceux des animaux inférieurs, de la classe des Vertébrés.

Nous n'avons pas cru devoir nous occuper des hématozoaires des Invertébrés : l'histoire de ces parasites est peu connue, et d'ailleurs les différences si considérables qui existent entre le sang des Vertébrés et celui des Invertébrés rendent les rapprochements plus difficiles.

Avant d'aborder la description des hématozoaires, nous consacrerons un chapitre à l'étude des éléments figurés du sang normal ou pathologique et à leurs altérations.

Certains éléments du sang, normaux ou modifiés par différentes causes, ont pu être pris pour des parasites; il est donc nécessaire de bien connaître les altérations qu'ils peuvent subir en dehors de l'action des parasites.

Il nous a paru indispensable aussi de consacrer quelques pages du premier chapitre à la technique applicable à l'examen histologique du sang.

Le premier volume de cet ouvrage, consacré aux Protozoaires du sang, a été écrit par M. le docteur Laveran, professeur à l'École du Val-de-Grâce; le deuxième volume, consacré aux Vers du sang, est l'œuvre de M. le docteur Raphaël Blanchard, professeur agrégé à la Faculté de médecine de Paris.

DES HÉMATOZOAIRES

CHEZ L'HOMME ET CHEZ LES ANIMAUX

CHAPITRE PREMIER

ÉLÉMENTS FIGURÉS DU SANG DE L'HOMME ET DES ANIMAUX VERTÉBRÉS ALTÉRATIONS DE CES ÉLÉMENTS — TECHNIQUE POUR L'ÉTUDE DU SANG

Le sang des vertébrés présente deux types bien distincts :

1° Sang à hématies rondes dépourvues de noyaux (homme, mammifères).

2° Sang à hématies elliptiques, avec noyaux (oiseaux, reptiles, batraciens, poissons).

I. *Éléments figurés du sang normal.*

a) *Sang de l'homme.* — Les hématies ont la forme d'un disque circulaire déprimé au centre; leur diamètre moyen est de 7,5 μ; à côté des hématies qui mesurent de 7 à 8 μ de diamètre et qui sont de beaucoup les plus nombreuses dans le sang normal, on trouve des hématies de 9 μ et d'autres qui n'ont que 6 μ de diamètre.

Les hématies, très élastiques, s'allongent, s'effilent pour traverser les plus fins capillaires et reprennent ensuite leur forme caractéristique.

Chaque hématie se compose d'une partie soluble dans l'eau ou hémoglobine qui lui donne sa coloration rougeâtre et d'une partie insoluble ou stroma qui lui donne sa forme caractéristique ; le stroma est plus dense à la périphérie qu'au centre, mais l'hématie n'a pas de membrane d'enveloppe proprement dite, elle ne possède pas non plus de noyau, ou du moins aucune méthode n'a permis jusqu'ici d'en déceler la présence.

Dans une préparation de sang frais, les hématies ont une grande tendance à s'empiler ; ce phénomène persiste dans le sang défibriné (Ranvier).

A l'état normal, les hématies ne présentent aucun mouvement amiboïde ou autre ; des déformations mécaniques sont occasionnées par les conflits avec les parois vasculaires ou avec les globules rouges ou blancs voisins ; mais l'hématie reprend sa forme dès que la cause qui l'avait modifiée a disparu.

Les leucocytes, de forme sphérique, incolores, se rapportent à trois variétés :

1° Leucocytes petits (4 à 6 μ de diamètre), renfermant un gros noyau et très peu de protoplasma.

2° Leucocytes plus gros (7 à 10 μ), renfermant plusieurs noyaux ou un seul noyau allongé en boudin.

3° Leucocytes du volume des précédents ou un peu plus gros, renfermant un ou plusieurs noyaux et des granulations qui se colorent fortement par l'éosine, ce qui a valu à ces leucocytes le nom d'éosinophiles.

A la température ordinaire de la chambre (16 à 18°), les leucocytes du sang de l'homme ne présentent pas de mouvements amiboïdes; en se servant de la platine chauffante on voit des mouvements amiboïdes se produire quand la température arrive à 37 degrés et surtout quand elle atteint 40 degrés. Ces mouvements ne s'observent que dans les leucocytes des deuxième et troisième variétés. Les leucocytes poussent des prolongements et présentent un mouvement de reptation qui, signalé par Davaine, a été bien étudié par Max Schultze.

Lorsqu'on mélange à du sang frais un peu de cinabre finement pulvérisé, on voit à la température de 38 à 40 degrés les leucocytes s'emparer des granulations colorées (Max Schultze).

Les leucocytes ou phagocytes peuvent également s'emparer des microbes et les détruire, aussi leur rôle est-il considérable dans la lutte de l'organisme contre les maladies infectieuses; les beaux travaux de Metchnikoff sur la phagocytose et sur l'immunité ont mis la chose hors de doute. En étudiant plus loin l'hématozoaire du paludisme, nous verrons que les leucocytes jouent un rôle important dans la destruction de ce parasite.

Les leucocytes n'ont pas d'enveloppe; ils se composent d'une petite masse de protoplasma entourant le ou les noyaux. Les noyaux très peu apparents dans le sang frais sont mis en évidence par un grand nombre de réactifs.

Il y a environ un leucocyte pour 300 à 400 hématies.

En dehors des hématies et des leucocytes, qui sont faciles à reconnaître, on trouve dans le sang normal d'autres éléments plus petits, moins bien caractérisés: il s'agit d'une part des corpuscules auxquels Hayem a donné le nom d'hématoblastes et, d'autre part, de granulations de nature indéterminée.

Les hématoblastes sont des corpuscules globuleux ou de forme irrégulière, qui mesurent de 2 à 3 μ de diamètre; ils sont incolores ou présentent une teinte jaunâtre; ils ne possèdent pas de noyaux.

Ces corpuscules sont, d'après Hayem, des hématies en voie de formation; d'où le nom d'hématoblastes.

Les hématoblastes s'altèrent rapidement après que le sang est sorti des vaisseaux; aussi leur observation dans le sang frais est-elle assez délicate.

Edington a signalé l'existence dans le sang de corpuscules sphériques, incolores, ayant à peu près le tiers du diamètre d'une hématie. Ces corpuscules se formeraient dans l'intérieur d'un globule blanc spécial; d'abord incolores, ils grandiraient peu à peu en devenant biconcaves, se chargeraient d'hémoglobine et se transformeraient en hématies.

Ces corpuscules, auxquels Edington donne le nom d'albocytes, paraissent correspondre aux hématoblastes de Hayem; personne n'a revu après Edington les leucocytes de nature spéciale dans lesquels les albocytes prendraient naissance ; quant à la transformation des albocytes en hématies, il est beaucoup plus difficile de la constater que ne le dit Edington.

Un autre observateur anglais, Norris, a décrit, sous le nom de troisième corpuscule du sang, des globules incolores, invisibles. La présence de ces globules a été constatée par Norris au moyen de la photographie, qui permet de distinguer dans un milieu des objets qui ont le même pouvoir de réfraction que ce dernier, et qui par suite sont invisibles à l'œil, pourvu que leur pouvoir photogénique soit différent de celui du milieu (Renaut). Mme Hart a montré que les corpuscules invisibles de Norris ne sont autres que des hématies dont l'hémoglobine a disparu sous l'action des réactifs ou des agents chimiques.

On trouve enfin dans le sang normal des granulations de nature indéterminée et des granulations graisseuses.

La présence à l'état normal dans le sang de granulations de nature indéterminée est très importante à connaître au point de vue de l'étude des hématozoaires; ces granulations ont été prises en effet, plus d'une fois, pour des éléments parasitaires.

Au Congrès de Berlin (1890), Kollmann (de Leipzig) a appelé l'attention sur ces pseudo-microbes du sang humain normal. Lorsqu'on examine du sang humain normal recueilli avec les précautions antiseptiques, on constate, dit Kollmann, une quantité de petits corps qui ressemblent à des microcoques ou à des bacilles; ces corpuscules, dont les plus gros mesurent 0,5 μ de diamètre, sont animés de mouvements très vifs. L'examen par les réactifs colorants confirme qu'il s'agit de produits artificiels dérivés des hématies ou des leucocytes; les cultures dans les milieux ordinaires sont stériles.

b) *Sang des autres mammifères.* — Le sang de la plupart des mammifères ne diffère du sang de l'homme que par les dimensions des hématies; encore ces dimensions sont-elles, pour quelques espèces, très voisines de celles des hématies de l'homme.

Chez le singe, le chien, le lapin, les hématies mesurent 6 à 7 μ; chez le chat 5 à 6 μ; chez le porc 6 à 6,5 μ; chez le bœuf 5 à 6 μ; chez le cheval 5,5 μ; chez le mouton 4,7 à 5 μ; chez la chèvre 4 à 4,6 μ; chez l'éléphant 9,5 μ.

Chez les caméliens les hématies ont une forme elliptique; elles se distinguent d'ailleurs des hématies elliptiques des vertébrés ovipares par l'absence d'un noyau.

c) *Sang des vertébrés à hématies elliptiques avec noyaux.* — Les hématies ont la forme de disques aplatis à contour régulier, elliptique. Au centre de l'ellipse se trouve un noyau ovalaire, incolore; le reste de l'hématie est imprégné de matière colorante (hémoglobine) et présente une teinte jaunâtre.

Il n'y a pas de membrane d'enveloppe proprement dite, mais un exoplasme mou qui peut laisser passer le noyau; le noyau s'échappe par un passage qui se referme derrière lui.

La surface du noyau n'est pas lisse, il y a une série de plis saillants séparés par des dépressions.

L'éosine, qui a pour l'hémoglobine une grande affinité, ne colore pas les noyaux des hématies, ce qui prouve que ces noyaux ne contiennent pas d'hémoglobine.

En traitant le sang par l'alcool au tiers, on voit apparaître dans chaque noyau qui se gonfle un ou deux nucléoles. Les hématies à deux noyaux sont très rares.

Les dimensions des hématies elliptiques varient beaucoup chez les oiseaux, les batraciens, les reptiles et les poissons.

Oiseaux en général : les hématies mesurent : 15 à 18 μ de long, sur 6 à 9 μ de large.

Pigeon : 11 à 14 μ de long, sur 6 μ de large.

Grenouille : 15 à 16 μ de long, sur 10 μ de large.

Tortue : 26 μ de long, sur 11 μ de large.

Poissons : 9 à 16 μ de long, sur 6 à 10 μ de large.

Les hématies elliptiques présentent souvent des stries qui rayonnent du centre vers la périphérie ; ces stries sont produites par des plis de la surface qui se forment quand le contenu a subi une diminution de volume (Renaut).

Les leucocytes diffèrent à peine de ceux des mammifères : comme ces derniers, ils appartiennent à trois types ; mais les leucocytes des animaux à sang froid, ceux de la grenouille en particulier, sont animés de mouvements amiboïdes à la température ordinaire.

La *fibrine* donne lieu, dans le sang retiré des vaisseaux, à la formation de filaments qui se montrent plus ou moins rapidement suivant l'état du sang, suivant aussi que le sang a été exposé plus ou moins longtemps à l'air.

Dans le sang étalé en couche mince des préparations histologiques ordinaires, la fibrine forme des réseaux très délicats avec des points nodaux occupés par des granulations plasmiques.

d) Organes hématopoiétiques. — Il paraît démontré que la rate, les ganglions lymphatiques et la moelle osseuse collaborent à la formation du sang, bien que nous ne sachions pas exactement quel est le rôle de chacun de ces organes. Les hématozoaires ont souvent leur siège d'élection dans ces organes dits hématopoiétiques, dont l'étude anatomo-pathologique est inséparable de celle du sang; c'est surtout dans la rate, dans les voies lymphatiques ou dans la moelle des os qu'on trouve les formes parasitaires les plus variées, celles qui permettent le mieux de suivre les transformations des hématozoaires.

Les filaires ont leur siège d'élection dans les voies lymphatiques, et c'est là seulement qu'on peut rencontrer des individus adultes.

Les hématozoaires du paludisme ont leur siège d'élection dans la rate, qui par suite est toujours altérée dans le paludisme; contrairement à ce qui arrive pour les filaires, les parasites du paludisme n'envahissent pas les voies lymphatiques, mais on les trouve en abondance dans la moelle des os.

Le trypanosome des oiseaux doit être recherché surtout dans la moelle des os.

II. *Altérations des éléments normaux du sang.* — Les éléments normaux du sang, les hématies en particulier, s'altèrent rapidement sous l'action de différentes causes, après que le sang a été extrait des vaisseaux; il importe de bien connaître ces altérations accidentelles, afin de ne pas les confondre, comme on l'a fait plus d'une fois, avec des altérations produites par des hématozoaires.

Supposons qu'une goutte de sang a été recueillie dans les meilleures conditions pour être soumise à l'examen histologique; la goutte de sang a été exposée à l'air très peu de temps, on ne l'a mélangée à aucun liquide, le sang a été étalé en couche très mince entre deux lamelles couvre-objet et porte-objet; la préparation bordée à la paraffine est examinée à la température ordinaire du laboratoire.

Dans ces conditions, les hématies se présentent avec leurs caractères normaux dans les premiers moments de l'examen, mais au bout d'un temps variable (une demi-heure, quelquefois plus rapidement) on voit se produire des modifications importantes.

Les hématies pâlissent et prennent l'aspect crénelé ; les bords sont festonnés et les crénelures qui existent sur les deux faces donnent lieu à de petites taches sombres ; en faisant varier la vis micrométrique on se rend facilement compte qu'il s'agit, non de taches, mais de petites saillies.

Les hématies pâlissent de plus en plus et finissent par devenir incolores et sphériques ; leur résistance dans une même préparation est variable, si bien qu'on rencontre à côté d'éléments normaux, des hématies montrant des espaces clairs, crénelées, ou bien déjà décolorées et sphériques. Un grand nombre de causes peuvent hâter ces altérations des hématies et produire des altérations nouvelles.

Sous l'action *de l'air*, les hématies prennent rapidement l'aspect crénelé ; aussi lorsqu'on veut examiner du sang frais, faut-il le mettre le plus vite possible à l'abri du contact de l'air ; dans les préparations histologiques de sang frais, l'aspect crénelé apparaît en premier lieu sur les bords des préparations.

L'action de l'air produit en outre la coagulation rapide du sang, qui doit être évitée, les filaments de fibrine étant gênants pour la recherche et l'examen des éléments parasitaires ; la coagulation est très rapide en particulier dans le sang des oiseaux.

Lorsque le sang est soumis à une *compression* un peu forte les hématies se déforment, se fragmentent; à côté d'hématies normales ou plus ou moins altérées, mais reconnaissables encore, on trouve des fragments d'hématies dont l'aspect est extrêmement varié.

L'action de la *dessiccation* est très différente suivant qu'elle est lente ou rapide.

Lorsqu'une goutte de sang recueillie sur une lame porte-objet et recouverte avec une lamelle couvre-objet est abandonnée à une dessiccation lente, les hématies se confondent et forment des amas jaunâtres, en apparence amorphes; c'est avec beaucoup de peine qu'on arrive à reconnaître dans une pareille préparation quelques hématies très déformées.

Lorsque la dessiccation se produit très rapidement, les hématies sont au contraire fixées exactement dans leur forme (Welcker). Après avoir recueilli du sang en couche très mince sur une lamelle couvre-objet on agite la lamelle dans l'air et, mieux encore, au-dessus de la flamme d'une lampe à alcool; les hématies sont fixées si exactement dans leur forme qu'on a pu se servir de ce procédé pour les mesurer.

Sous l'influence de la dessiccation, même opérée rapidement et dans de bonnes conditions, on voit souvent se produire de petits espaces clairs dans l'intérieur des hématies (*a-l* fig. 1).

Ces vacuoles formées artificiellement ont été dé-

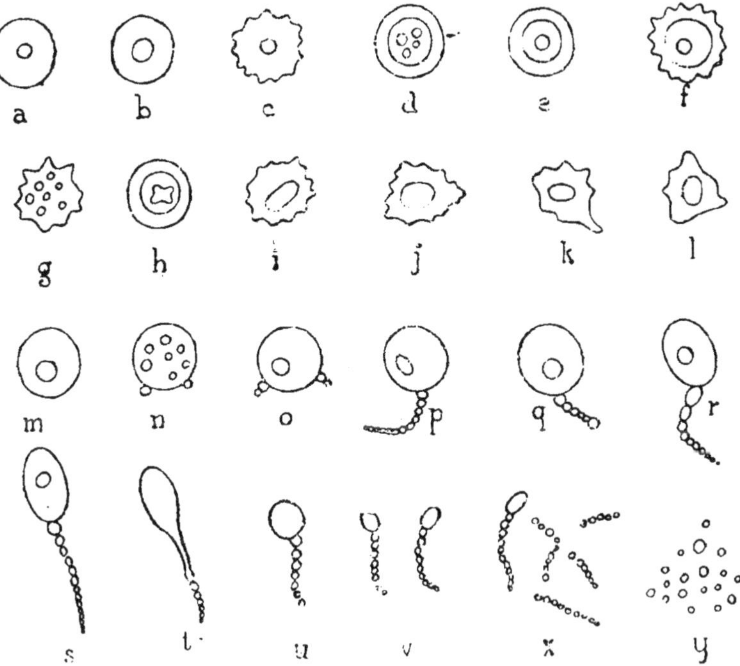

Fig. 1. — *a* — *l*. *Sang normal desséché* — *a*, *b*, *c*, hématies avec lacune centrale, l'hématie *c* est crénelée. — *d*, *e*, *f*, *h*, hématies avec lacune centrale, au milieu de la lacune débris de l'hématie. — *g*, hématie avec plusieurs petites lacunes. — *i*, *j*, *k*, *l*, hématies déformées avec lacunes centrales. — *m-y*, *altérations des hématies par la chaleur* (57°). — *m*, *n*, *o*, premiers degrés de l'altération, les hématies ont des lacunes et sur les bords se forment de petites boules sarcodiques. — *p*, *q*, *r*, altérations plus avancées, il se forme des prolongements animés souvent d'un mouvement oscillatoire ; — *s*, *t*, *u*, *v*, degrés plus avancés de l'altération ; les hématies se décolorent, diminuent de plus en plus de volume et en fin de compte on ne trouve plus que des granulations en chaînette *x* ou libres, *y*.

crites plus d'une fois comme des éléments parasitaires; elles restent incolores sur les préparations traitées par les réactifs colorants, ce qui permet de les distinguer des protoplasmas parasitaires.

L'action de *la chaleur* comme celle de la dessiccation est très variable suivant les conditions dans lesquelles elle s'exerce. Lorsque la chaleur agit sur du sang frais, elle donne lieu à des altérations profondes des hématies et à la destruction complète de ces éléments lorsqu'elle atteint 57 degrés; au contraire, lorsque le sang est desséché, la chaleur est un des meilleurs procédés de fixation des hématies.

L'action de la chaleur sur les hématies à l'état frais a été bien étudiée par Max Schultze et par Ranvier.

Lorsqu'on met une préparation de sang frais sur une platine chauffante dont on élève peu à peu la température et qu'on examine la préparation avec un grossissement de 300 à 400 diamètres, on constate ce qui suit :

Tant que la température est inférieure à 56 degrés C., on n'observe pas d'altérations des hématies; à 56 ou 57 degrés les hématies commencent à se déformer, elles deviennent sphériques et se séparent lorsqu'elles étaient empilées; sur les bords apparaissent de petites boules sarcodiques qui deviennent de plus en plus saillantes, refoulées qu'elles sont par la sortie d'autres boules semblables; il se forme ainsi des prolongements de longueur et d'épaisseur variables qui sont animés quelquefois d'un mouvement oscillatoire. A côté de ces prolongements adhérents aux hématies on trouve des boules sarcodiques libres, animées d'un mouvement brownien.

Ces déformations augmentent avec l'élévation de la température; à 70 degrés on ne trouve plus guère dans la préparation que de petits globules transparents, incolores, de volume variable (*x-y* fig. 1).

Ranvier a indiqué un procédé commode pour étudier ces altérations des hématies : après avoir fait une préparation histologique de sang frais on chauffe un petit barreau d'étain et l'on pose pendant quelques secondes l'extrémité chaude de ce barreau sur un point de la lame couvre-objet; au point de contact, les hématies sont détruites; mais en s'éloignant de ce point on trouve des hématies qui ont subi des déformations de moins en moins profondes.

Talamon a appelé de nouveau l'attention sur ces altérations des hématies et en particulier sur ce qu'il a nommé les *déformations flagellaires*.

Talamon produit ces altérations en plaçant la préparation de sang frais à 8 ou 10 centimètres d'un feu de coke très ardent; 10 à 12 secondes suffisent pour produire les déformations; la lamelle porte-objet appliquée sur le dos de la main donne à ce moment une sensation de brûlure assez marquée. Ce procédé expérimental ne vaut pas les précédents : si l'on chauffe trop la préparation, tous les globules du sang sont détruits ; d'autre part on ne sait pas à quelle température se produisent les déformations.

Ces déformations des hématies ne se produisent qu'à 57 degrés, c'est-à-dire à une température qui n'est atteinte que lorsqu'on chauffe le sang par un procédé artificiel ; nous ne les avons jamais observées dans du sang qui n'avait pas été chauffé, alors même qu'il s'agissait d'individus profondément anémiés ; or nous verrons plus loin que l'anémie est une condition prédisposante des déformations des hématies.

Lorsque le sang a été desséché avant d'être chauffé, les hématies supportent parfaitement une température de 100 ou 110 degrés, sans se déformer : la chaleur a même pour effet de les fixer dans leur forme et de leur permettre de résister à l'action de réactifs qui les altèrent profondément à l'état frais ou lorsqu'ils ont été simplement desséchés.

Les conclusions pratiques à tirer de ces faits sont les suivantes :

Lorsqu'on veut conserver du sang desséché, il faut avoir grand soin de ne pas le soumettre à une température égale ou supérieure à 57 degrés avant de l'avoir desséché presque complètement ; faute de quoi les hématies subissent de profondes altérations.

En second lieu, il faut se rappeler que les espaces clairs qui se montrent dans les hématies desséchées sont fréquemment le résultat de la dessiccation.

La *congélation* altère profondément les hématies, l'hémoglobine se dissout dans le sérum, et les hématies réduites au stroma deviennent très pâles, puis incolores ; en même temps elles prennent la forme sphérique.

L'*eau* altère très rapidement les hématies, l'hémoglobine est dissoute, les hématies décolorées deviennent très difficiles à voir, elles perdent leur forme discoïde caractéristique pour prendre la forme sphérique. Il suffit de déposer sur la lamelle couvre-objet qui reçoit le sang une légère buée avec l'air expiré pour que quelques globules rouges se décolorent et prennent la forme sphérique (Hayem).

Il arrive souvent, lorsqu'on se procure du sang par la piqûre du doigt, que le sang se mélange à un peu de *sueur* ; les hématies s'altèrent rapidement dans ces conditions, elles prennent l'aspect crénelé, avec des espaces clairs ; un certain nombre d'entre elles se décolorent et deviennent sphériques.

L'action de l'eau se produit surtout sur le sang frais ; elle est moins rapide et moins profonde sur les hématies desséchées, surtout lorsque la dessication date de plusieurs jours; néanmoins, quand on veut faire agir des solutions aqueuses sur du sang desséché, il faut toujours employer au préalable un des moyens de fixation des globules rouges que nous indiquerons plus loin.

On peut se servir de la propriété qu'a l'eau de détruire les hématies pour mettre en évidence certains éléments parasitaires que l'eau n'altère pas (éléments en croissant dans le sang palustre).

Nous n'avons eu en vue jusqu'ici que les altérations des hématies provenant d'individus à l'état sain; sous l'influence d'états pathologiques variés, les hématies peuvent subir des altérations dont nous devons maintenant nous occuper.

La vulnérabilité des hématies augmente sensiblement chez les anémiques.

Dans certains cas d'anémie grave, les hématies s'agglomèrent dans les préparations; au lieu de globules empilés, on trouve des îlots lobulés jaunâtres (Hayem).

Chez les anémiques les hématies sont moins nombreuses et moins colorées que chez l'homme sain. Nous ne pouvons que mentionner ici les belles recherches de Hayem et Malassez sur la numération des globules et sur le dosage de l'hémoglobine; l'exposé de ces recherches nous éloignerait de notre sujet, c'est-à-dire de l'étude des altérations des éléments figurés du sang pouvant donner lieu à confusion avec des hémato-zoaires.

Les hématies altérées des anémiques montrent presque toujours, lorsqu'on dessèche le sang, des vacuoles ou mieux des taches claires qui sont dues soit à une rétraction de l'hémoglobine, soit à une déchirure de l'hématie ; dans le premier cas l'éosine donne encore une coloration, très pâle, il est vrai, au niveau de la tache claire ; dans le deuxième cas, après coloration par l'éosine, la tache reste claire, incolore.

Lorsqu'on chauffe ou lorsqu'on comprime ce sang malade, on produit les altérations décrites ci-dessus, mais avec une facilité d'autant plus grande que les hématies s'éloignent davantage du type normal. On peut observer à 50 degrés, par exemple, les altérations qui d'ordinaire ne se produisent qu'à 57 degrés.

Hayem a appelé l'attention sur certaines déformations des hématies qui s'observent dans les anémies profondes ; ces déformations ont été rattachées par lui aux quatre types suivants :

1° Certains globules rouges parfois très volumineux ont la propriété de changer de forme sur place (contractilité amiboïde).

2° Certains globules rouges montrent des prolongements en doigt de gant immobiles ou mobiles ; les mouvements de ces prolongements sont le plus souvent de simples oscillations ; quelquefois il se produit un prolongement tentaculaire très délié.

3° Mouvement oscillatoire des globules nains qui restent en suspension dans le plasma.

4° Éléments se déplaçant dans la préparation (pseudo-parasites). Le plus souvent ces derniers éléments se présentent sous l'apparence de bâtonnets noueux, étroits, d'une longueur très variable.

« Ces pseudo-parasites sont animés d'un mouvement d'oscillation continue autour de leur axe vertical et, de plus, de mouvements d'inflexion suivant leurs faces. Il résulte de ce double mouvement et de l'irrégularité de leur contour que chacun d'eux considéré individuellement change constamment de forme, particularité qui, à elle seule, suffirait pour distinguer ces corps mobiles des parasites avec lesquels on pourrait les confondre.

« Tel élément qui, à certain moment, a l'apparence d'un bâtonnet, prend tout à coup celle d'une petite masse arrondie portant une sorte de flagellum. D'autres fois, le bâtonnet simulant une bactérie s'incurve pour prendre la forme d'un V ou d'un petit triangle. Dans d'autres cas encore l'élément prend l'aspect d'un diplocoque.

« Quelle que soit leur forme, tous ces petits corps se déplacent activement dans la préparation. » (*Bulletin de la Soc. méd. des hôpitaux*, 1890, p. 119.)

Browicz a constaté que les mouvements décrits par Hayem persistent pendant plusieurs jours dans des préparations faites aseptiquement et qu'on peut les provoquer en élevant brusquement la température du sang.

Il paraît évident, comme le dit Browicz, que ces mouvements ne sont pas d'ordre vital.

Mosso a prétendu qu'en injectant du sang de chien dans la cavité péritonéale d'un oiseau on constatait, trois ou quatre jours après l'injection, des déformations des hématies du sang injecté, analogues à celles que produit l'hématozoaire du paludisme.

Tous les observateurs qui ont entrepris de contrôler les recherches de Mosso ont constaté que ces assertions étaient inexactes.

A. Cattaneo et Morti ont injecté dix-huit fois du sang de chien dans le péritoine des oiseaux (poulets et pigeons) d'après la méthode de Mosso, et ils ont examiné le contenu du péritoine à des époques variant du premier au quinzième jour après l'opération.

Le sang injecté se sépare dans les premiers jours en une partie liquide et un coagulum ; à mesure qu'on s'éloigne du moment où l'injection a eu lieu, la partie liquide diminue et le coagulum devient plus consistant.

On trouve dans la partie liquide et dans le coagulum des globules rouges (d'oiseau et de chien), plus ou moins altérés, des globules blancs normaux ou granuleux, des cellules globulifères ou pigmentifères analogues à celles qui ont été décrites par Bizzozero dans la moelle des os, qui paraissent dériver de l'endothélium péritonéal. Ces éléments du sang altéré ne sauraient être confondus avec les éléments parasitaires du sang palustre.

Marchiafava et Celli, qui ont reproduit l'expérience de Mosso, sont arrivés aux mêmes conclusions que Cattaneo et Monti.

Les hématies elliptiques présentent souvent des espaces clairs ou vacuoles qui sont parfois extrêmement nombreux dans les préparations de sang desséché.

Nous avons déjà eu l'occasion de signaler la déformation particulière aux globules elliptiques qui consiste dans l'apparition de stries rayonnant du centre vers la périphérie; il s'agit d'un plissement de l'hématie qui a une certaine analogie avec la déformation qui donne aux hématies des mammifères l'aspect crénelé.

Les effets de la chaleur, de la dessiccation, de l'eau sur les hématies elliptiques sont, à très peu près, les mêmes que sur les hématies rondes. Le noyau des hématies elliptiques résiste à la destruction par la chaleur ou par l'eau.

Ici, comme pour le sang de l'homme, la résistance des hématies est assez variable; les hématies des grenouilles et des tortues qui ont été soumises à un long jeûne sont très difficiles à conserver; les hématies sont pâles, elles se déforment rapidement et présentent de nombreuses vacuoles.

III. *Examen histologique du sang. Moyens de fixation des éléments normaux. Action de quelques réactifs colorants sur le sang.* — L'étude des hématozoaires doit être faite en premier lieu dans le sang frais et pur; c'est le meilleur moyen de se préserver d'un grand nombre de causes d'erreur. Lorsque le sang frais a été recueilli dans de bonnes conditions et qu'on procède immédiatement à l'examen, les éléments normaux du sang se présentent avec leur aspect caractéristique, et les hématozoaires se distinguent facilement au milieu de ces éléments, d'autant plus qu'ils sont animés parfois de mouvements très vifs et très caractéristiques.

Dans le sang desséché les éléments normaux ont subi assez souvent des altérations: formation d'espaces clairs, fragmentation des hématies, etc., qui peuvent jeter le doute dans l'esprit de l'observateur lorsqu'il s'agit de la recherche des hématozoaires les plus inférieurs; enfin on ne trouve plus que les cadavres des hématozoaires, qui peuvent être déformés, difficiles à reconnaître.

Examen du sang frais. — Le procédé le plus simple pour étudier le sang de l'homme consiste à piquer le bout du doigt avec une épingle flambée; des lamelles couvre-objet et porte-objet bien propres ont été préparées à l'avance. En pressant le doigt piqué on fait sortir une goutte de sang qui est recueillie sur une lame porte-objet et recouverte aussitôt avec une lamelle; le sang s'étale, on presse légèrement sur la lamelle couvre-objet de façon à obtenir une préparation suffisamment mince, le sang en excès est absorbé sur les bords de la lamelle avec un linge fin.

Les hématozoaires se présentent en général sous des formes trop caractéristiques pour qu'on soit exposé à les confondre avec les poussières qui se trouvent en suspension dans l'air ou à la surface de la peau; il n'est donc pas indispensable de recueillir le sang avec pureté; il est bon toutefois de se mettre autant que possible à l'abri des poussières qui gêneraient l'examen.

Si le doigt du malade dont on veut examiner le sang n'est pas propre, il faut le laver à l'eau d'abord, puis à l'alcool, en ayant soin de le sécher complètement avant de faire la piqûre. Pour peu que la peau soit humide, le sang s'étale, se mélange à l'eau, et les hématies se déforment; au contraire, lorsque la peau est bien sèche, le sang qui sort par la piqûre forme une goutte bien limitée et saillante qu'il est facile de recueillir et dans laquelle les hématies ne se déforment pas, si l'on opère assez vite.

Lorsque la peau est couverte de sueur, il faut s'efforcer d'éviter le mélange du sang à la sueur; on sèche la peau et l'on recueille le sang aussi vite que possible à sa sortie de la piqûre.

On peut border à la paraffine, mais cette précaution n'est pas indispensable; le sang qui se coagule sur les bords de la préparation, au contact de l'air, fait lui-même obturation; il reste liquide au centre pendant plusieurs heures, ce qui est suffisant pour les examens ordinaires. Lorsqu'on veut faire l'examen du sang avec de forts grossissements ou qu'on se propose d'étudier les mouvements des éléments parasitaires, il est bon de border à la paraffine afin de supprimer les mouvements que l'évaporation du sang imprime aux hématies.

Pour examiner le sang des oiseaux, on fait avec une épingle une piqûre à une des veines du pli de l'aile, après avoir enlevé quelques plumes; le sang est recueilli avec une pipette.

Pour avoir du sang du rat, on saisit la queue de l'animal avec une longue pince à travers les barreaux du piège et l'on en coupe l'extrémité; le sang qui s'écoule est recueilli directement sur une lamelle couvre-objet.

Chez la grenouille, on coupe un des doigts de l'une des pattes.

Chez le lézard, on coupe l'extrémité de la queue.

Le grossissement à employer pour l'examen varie naturellement avec la nature des hématozoaires qu'on veut étudier.

Examen du sang desséché. — Pour obtenir de bonnes préparations de sang desséché il faut se mettre à l'abri de toutes les causes d'altération des hématies qui ont été signalées plus haut; on opérera vite pour éviter l'action de l'air, on ne comprimera pas trop fortement le sang, on aura soin de ne pas le porter à la température de 57° avant d'avoir obtenu une dessiccation presque complète. Bien qu'il s'agisse d'un procédé d'examen très simple, nous croyons qu'il n'est pas inutile d'entrer ici dans quelques détails.

1° On nettoie avec soin quelques lamelles couvre-objets dans l'eau d'abord et au besoin dans l'eau additionnée d'acide chlorhydrique, puis dans l'alcool.

2° On recueille une goutte du sang à examiner sur une lamelle couvre-objet.

3° On applique aussitôt sur la première lamelle une deuxième lamelle, de manière que le sang s'étale en couche mince et uniforme entre ces deux lamelles.

4° On fait alors glisser les lamelles l'une sur l'autre, on les sépare et on les agite dans l'air; le sang, qui forme une couche très mince à la surface de chaque lamelle, se dessèche rapidement.

5° On saisit à l'aide d'une pince chaque lamelle et on la passe trois fois dans la flamme d'une lampe à alcool, en ayant soin de ne pas tourner du côté de la flamme la surface recouverte de sang.

Le sang desséché peut être examiné sans autre préparation, sans coloration, et ce procédé donne d'excellents résultats pour certains éléments parasitaires. La lamelle couvre-objet est placée sur une lame porte-objet et l'on borde à la paraffine; la préparation est montée à sec; le baume rendrait les éléments trop transparents.

Lorsqu'on se propose de soumettre les préparations desséchées à l'action des réactifs colorants en solution aqueuse, il est bon de fixer les hématies plus complètement qu'elles ne l'ont été par la dessiccation et par la chaleur.

Le mélange à parties égales d'alcool et d'éther, conseillé par Roux, fixe très bien les hématies; on verse quelques gouttes de ce mélange à la surface de la lamelle recouverte de sang desséché, on laisse en contact pendant quelques secondes; on sèche après avoir fait écouler le liquide en excès.

Les vapeurs d'acide osmique fixent bien les hématies, mais elles sont d'un emploi moins commode que le mélange d'alcool et d'éther. Le sang desséché est laissé pendant quelques secondes au-dessus de l'orifice d'un flacon à large tubulure renfermant une solution d'acide osmique au centième.

On peut obtenir aussi la fixation des hématies par l'action prolongée de la chaleur (étuve sèche, température de 100 degrés pendant 15 à 30 minutes), ou par les solutions des acides picrique ou chromique (acide picrique en solution concentrée, acide chromique en solution au 1000e).

Réactifs colorants. — Lorsqu'on veut colorer les éléments du sang frais, il faut avoir soin d'employer des réactifs colorants qui ne déterminent pas la coagulation du sang et qui n'altèrent pas les hématies. Les matières colorantes seront dissoutes dans du sérum naturel ou artificiel ou bien introduites directement dans le sang.

Le procédé suivant a été recommandé par Soulié : on dépose une goutte de la solution alcoolique de bleu de méthylène sur une lame porte-objet et on laisse évaporer; la goutte de sang est déposée au niveau de la tache formée par le bleu de méthylène et recouverte avec une lamelle, le bleu se dissout dans le sérum (*Bulletin méd. de l'Algérie*, 1890, p. 250).

En général il est préférable de faire agir les matières colorantes sur le sang desséché et fixé par un des procédés indiqués plus haut; on obtient des préparations persistantes.

Les procédés de coloration du sang et des hématozoaires sont aujourd'hui très nombreux; nous aurons à y revenir à propos de chaque hématozoaire en particulier: nous ne pouvons indiquer pour le moment que les réactifs colorants les plus employés pour l'étude du sang.

L'éosine en solution aqueuse colore rapidement les hématies en rose; elle a une grande affinité pour l'hémoglobine et par suite elle constitue un précieux réactif pour l'observateur qui étudie le sang et ses parasites.

L'éosine a aussi une grande affinité pour les granulations de certains leucocytes qui ont reçu à cause de cela le nom d'éosinophiles. On emploie la solution aqueuse d'éosine à 1 pour 100; il suffit de placer les lamelles de sang desséché pendant 20 à 30 secondes dans cette solution pour obtenir une belle coloration rose des hématies.

Le bleu de méthylène est également un réactif très précieux; il se fixe sur les noyaux des leucocytes et sur les noyaux des hématies (sang des oiseaux, des reptiles et des batraciens), sans colorer les hématies.

En faisant agir sur le sang d'abord la solution aqueuse d'éosine et ensuite une solution concentrée de bleu de méthylène on obtient une double coloration très belle et qui rend de grands services dans l'étude du sang.

La lamelle colorée à l'éosine est portée dans la

solution aqueuse concentrée de bleu de méthylène pendant 30 secondes environ, lavée de nouveau et séchée ; on monte dans le baume.

L'hématoxyline préparée par le procédé de Latteux donne d'assez bons résultats ; elle se fixe sur les noyaux des leucocytes et des hématies nucléées et elle s'associe bien comme le bleu de méthylène à l'éosine.

Le violet de gentiane et le violet dahlia sont utiles dans quelques cas particuliers.

BIBLIOGRAPHIE

WELCKER. *Zeitschr. f. ration. Med.* T. XX, p. 261. — SCHULTZE. *Archiv. f. mikroscop. Anat.* T. I, p. 1. — RANVIER. *Traité technique d'histologie.* — A. GUBLER et RENAUT. Art. Sang in *Diction. encyclop. des sc. méd.* — RENAUT. Art. Hématie. *Même Diction.* — MOSSO. *Arch. de Virchow*, 1887, p. 205, et *Rend. della Accad. dei Lincei.* T. III, fasc. 7 et 8. — MARAGLIANO. *Reale Accad. med. di Genova*, 27 juin 1887. — CATTANEO et A. MONTI. Altér. dégéner. des globules rouges. *Arch. per le sc. med.* T. XII, n° 6. — HAYEM. *Du sang et de ses altér. anat.* Paris, 1889. — DU MÊME. De la contractilité des globules rouges et des pseudo-parasites du sang dans l'anémie extrême. *Soc. méd. des hôp.*, 21 février 1890. — TALAMON. *Soc. méd. des hôp.*, 26 février 1890, et *Médecine moderne*, 6 mars 1890. — A. EDINGTON. Report on the morphology and development of the Blood. *Brit. med. Journ.*, 31 mai 1890. — BROWICZ. Mouvements des globules rouges dans les anémies graves. 9e *Congrès de méd. int.*, Vienne, 1890. — KOLLMANN. Sur les pseudo-microbes du sang humain normal. *Congrès de Berlin*, 1890. — EHRLICH. *Farbenanalytische Untersuch. zur Histologie und Klinik des Blutes*. Berlin, 1891. — R. R. v. LIMBECK. Grundriss einer klinischen Pathologie des Blutes. Iena, 1892. — GILBERT. Pathol. du sang in *Traité de méd.* de Charcot et Bouchard. T. II, p. 457. — E. MARAGLIANO et CASTELLINO. Sur la nécrobiose lente des globules rouges. *Archiv. ital. di clin. med.*, 1891. — METCHNIKOFF. *Leçons sur la pathologie comparée de l'inflammation*. Paris, 1892.

CHAPITRE II

PROTOZOAIRES DU SANG CHEZ L'HOMME
HÉMATOZOAIRE DU PALUDISME

L'existence de protozoaires dans le sang de l'homme paraissait improbable en 1880, et nul ne soupçonnait qu'une des maladies infectieuses les plus connues et les plus répandues à la surface du globe, le paludisme, était due à des parasites de cette espèce.

On inclinait à croire que le paludisme était produit, comme beaucoup d'autres maladies infectieuses, par des schizophytes, et le bacille que Klebs et Tommasi Crudeli venaient de décrire sous le nom de *Bacillus malariæ* avait de nombreux partisans. Aussi, les premières descriptions de l'hématozoaire du paludisme publiées par l'un de nous, furent-elles accueillies avec beaucoup de scepticisme. Aujourd'hui, l'existence de cet hématozoaire a été vérifiée par un très grand nombre d'observateurs et on a découvert dans le sang de différents animaux des parasites qui appartiennent à des espèces très voisines.

La plupart des observateurs s'accordent à ranger ces parasites nouveaux parmi les sporozoaires; nous devons dire cependant que Grassi a combattu cette opinion et qu'il a cherché à montrer que ces parasites devaient être classés parmi les sarcodines et plus spécialement parmi les Rhizopodes. Le principal argument invoqué par Grassi est que le parasite du paludisme se trouve dans l'air à l'état d'amibes et qu'on ne connaît pas de sporozoaire vivant à l'état de liberté dans le milieu extérieur. Or, nous ne savons pas encore exactement sous quelle forme le parasite du paludisme existe en dehors de l'organisme, ni même s'il vit à l'état libre; d'autre part, nous ignorons comment se propagent la plupart des sporozoaires et on ne saurait affirmer qu'aucun d'eux ne se trouve à l'état libre dans le milieu extérieur, à une certaine phase de son existence.

Une classification méthodique de ces parasites ne sera possible que lorsqu'on aura résolu le problème encore très obscur de leur développement et de leurs transformations.

Le mieux est de former un groupe à part, comprenant avec l'hématozoaire du paludisme, l'hématozoaire des oiseaux décrit par Danilewsky et les hématozoaires endoglobulaires de la grenouille, du lézard et de la tortue.

Danilewsky a donné à ces parasites le nom d'*Hemosporidia*.

Railliet, dans son *Traité de zoologie médicale et agricole* (2me édit., p. 122, Paris 1895), range l'hématozoaire du paludisme et les hématozoaires analogues observés chez les animaux, dans une sous-classe des protozoaires, sous le nom d'*Hémamœbiens*.

Les hématozoaires en question nous paraissent se rapprocher beaucoup plus de certains sporozoaires que des amibes; les hématozoaires endoglobulaires des animaux à sang froid, notamment, ne paraissent avoir rien de commun avec les amibes, la dénomination d'*Hémosporidies* nous semblerait donc préférable à celle d'*Hémamœbiens*.

Le paludisme est-il la seule maladie produite chez l'homme par des hématozoaires de cette espèce? Nous ignorons encore la véritable nature d'un grand nombre d'agents pathogènes; il est possible que quelques-uns de ces agents soient de même nature que ceux du paludisme.

D'après Sacharof, le parasite de la fièvre récurrente serait voisin de l'hématozoaire du paludisme. (*Soc. de méd. de Tiflis*, 1888).

Danilewsky admet avec Sacharof que les spirilles de la fièvre récurrente ont une grande analogie avec les pseudo-spirilles du sang des oiseaux, et il cite à l'appui de cette opinion ce fait que les spirilles de la fièvre récurrente ne peuvent pas être cultivés dans les milieux artificiels, non plus que les pseudo-spirilles des oiseaux.

Les maladies produites par les hématozoaires sont des maladies endémiques (filariose, paludisme) ; il est possible que d'autres grandes endémies, comme la fièvre jaune et le goitre, soient dues à des parasites voisins de ceux du paludisme.

HÉMATOZOAIRE DU PALUDISME

Découvert à l'hôpital militaire de Constantine et décrit par l'un de nous dès 1880, cet hématozoaire a été l'objet, dans ces dernières années, d'un grand nombre de publications.

Parmi les auteurs dont les travaux ont contribué à le faire connaître, nous citerons :

En Algérie : E. Richard, Soulié, Vincent, Arnaud, Gouzian.

En Italie : Marchiafava, Celli, Golgi, Guarnieri, Pietro Canalis, Grassi, Feletti, Antolisei, Angelini, Terni, Giardina, Bignami, di Mattei, Bastianelli, Ascoli, Cl. Sforza.

Aux Indes : Vandyke Carter, Evans, Atkinson.

A Batavia : Van der Scheer.

En Russie : Metchnikoff, Danilewsky, Sacharof, Khenzinsky, Romanowsky, Gabritchewsky, Korolko.

En Autriche : Paltauf, Kahler, Bamberger, Hochsinger, Mannaberg.

En Roumanie : Babès et Gheorgiu.

En Allemagne : Plehn, Quincke, Pfeiffer, E. Grawitz, G. Bein.

Aux États-Unis : Sternberg, Councilman, W. Osler, James, Dock, Hewetson.

A Cuba : Enrique Morado et T. Coronado.

Au Brésil : F. Fajardo.

Au Mexique : A. Matienzo.

A Buenos-Ayres : E. Canton.

Le parasite du paludisme se présente sous des formes assez variées, que l'on peut ramener aux quatre types suivants :

1° Corps sphériques; 2° flagella; 3° corps en croissant; 4° corps segmentés ou en rosace.

1° Les corps sphériques représentent la forme la plus commune, celle qu'on a le plus souvent l'occasion de rencontrer; ils sont souvent animés de mouvements amiboïdes qui les déforment plus ou moins, d'où le nom de corps amiboïdes qui leur est donné par quelques auteurs.

Constitués par une substance hyaline, incolore, très transparente, ces éléments ont des dimensions variables; les plus petits ont à peine 1 μ, les plus gros ont un diamètre égal ou même supérieur à celui des hématies.

Les contours sont indiqués par une ligne très fine. Les plus petits de ces éléments ne renferment qu'un ou deux grains de pigment ou même n'en renferment pas du tout; ils se présentent alors sous l'aspect de petites taches claires sur les hématies, quelquefois sous la forme annulaire.

A mesure que ces éléments grossissent, le nombre des grains de pigment augmente; ces grains forment une couronne assez régulière ou bien ils sont disposés d'une façon irrégulière et souvent ils sont animés d'un mouvement très vif. Ce mouvement n'a, ni la constance, ni la régularité du mouvement Brownien avec lequel il présente d'ailleurs une certaine analogie; il diminue ou augmente de rapidité, il s'arrête parfois pour recommencer ensuite, sans que les conditions physiques de la préparation se soient modifiées. Au premier abord, on est tenté de croire que les corpuscules pigmentés sont animés d'un mouvement propre; il paraît bien certain qu'il s'agit d'un mouvement communiqué.

Les mouvements amiboïdes des corps sphériques coïncident souvent avec l'agitation des grains de pigment; ces déformations qui se produisent avec une certaine lenteur, comme celles des amibes, sont faciles à constater lorsqu'on laisse le même élément au milieu du champ du microscope et qu'on le dessine toutes les minutes, par exemple.

Les corps sphériques sont tantôt libres dans le sérum (*g*, *h*, *l*, *m*, fig. 2), tantôt accolés aux hématies (*b*, *c*, *d*, *e*, *f*); sur une même hématie on trouve parfois deux, trois ou quatre de ces corps.

Ces parasites vivent aux dépens des hématies, qui pâlissent de plus en plus à mesure que les éléments parasitaires qui leur sont accolés augmentent de volume; il arrive un moment où l'hématie ne se distingue plus qu'à son contour, sa teinte caractéristique a disparu, sa transparence est la même que celle du parasite, bientôt l'hématie disparaît complètement.

Lorsqu'on examine attentivement un corps sphérique animé de mouvements amiboïdes, il arrive parfois qu'on voit ce corps se segmenter en trois ou quatre éléments semblables, mais de plus petit volume; ces éléments se séparent ou bien ils se confondent de nouveau en un seul élément; des espèces de boules sarcodiques se forment aussi quelquefois sur les bords.

Au bout d'un temps variable, mais qui dépasse rarement une demi-heure ou trois quarts d'heure, les mouvements amiboïdes s'arrêtent, ainsi que les mouvements des grains de pigment, et les corps sphériques prennent leurs formes cadavériques; les contours sont plus ou moins irréguliers, le pigment s'amasse sur certains points.

L'existence d'un noyau est démontrée, mais ce noyau est très difficile à colorer. Sur les préparations colorées au bleu de méthylène, le noyau des corps sphériques apparaît comme une tache claire, arrondie, tandis que les noyaux des leucocytes dans la même préparation sont fortement colorés en bleu.

Golgi, Grassi et Feletti, Sacharof, Romanowsky, Mannaberg ont réussi à colorer les noyaux des corps sphériques à l'aide de différents procédés (v. *Technique*). Le noyau est toujours excentrique par rapport au plasma, il présente souvent un nucléole.

2° *Flagella.* — Lorsqu'on examine avec soin une préparation de sang dans laquelle se trouvent à l'état libre des corps sphériques, il arrive assez souvent qu'on distingue sur les bords de ces éléments des filaments mobiles ou flagella qui s'agitent avec une grande vivacité et qui impriment aux hématies voisines des mouvements très variés; les hématies sont déprimées, pliées, refoulées et toujours elles reprennent leur forme dès que les flagella s'en éloignent. Ces mouvements sont comparables à ceux d'anguillules qui, fixées par leur extrémité caudale, tenteraient de se dégager.

Les flagella sont si fins et si transparents que, malgré leur longueur, très grande pour des microbes (trois ou quatre fois le diamètre des hématies, soit 21 à 28 μ), il est presque impossible de les voir quand ils sont au repos.

Les flagella sortent des corps sphériques; on assiste quelquefois à cette excapsulation.

Le nombre des flagella qui adhèrent à un même

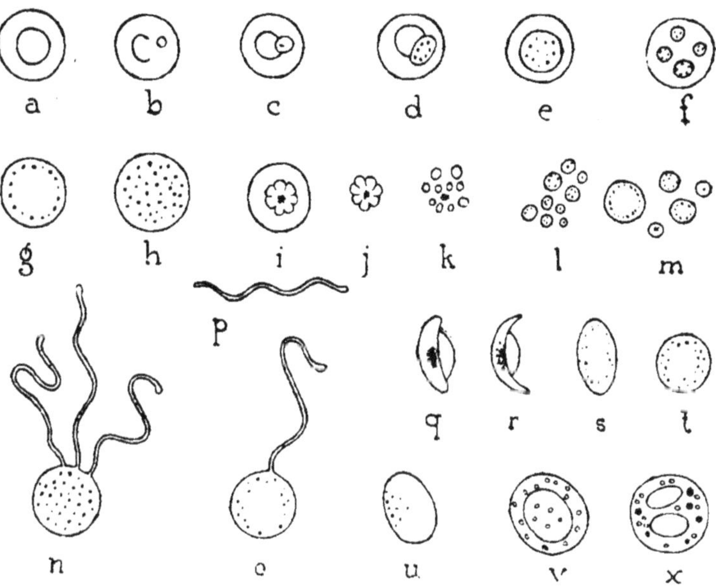

Fig. 2. — *a*. hématie normale. — *b*, hématie avec un corps sphérique de très petit volume, non pigmenté. — *c*, *d*, *e*, hématies avec des corps sphériques pigmentés, petits et moyens. — *f*, hématie avec quatre petits corps sphériques. — *g*, *h*, corps sphériques libres ayant atteint leur développement complet. — *i*, corps segmenté adhérent à une hématie. — *j*, corps segmenté libre. — *k*, les segments s'arrondissent et deviennent libres. — *l*, *m*, petits corps sphériques libres. — *n*, corps sphérique avec trois flagella. — *o*, corps sphérique avec un flagellum. — *p*, flagellum libre. — *q*, *r*, corps en croissant. — *s*, corps ovalaire. — *t*, corps sphérique dérivé d'un corps en croissant. — *u*, corps sphérique après le départ des flagella. — *v*, *x*, leucocytes mélanifères.

corps sphérique est variable; quelquefois on ne distingue qu'un de ces éléments; d'autres fois on en distingue deux, trois ou quatre; les mouvements de chaque flagellum sont indépendants.

Lorsque les flagella sont au nombre de trois ou quatre, ils se pelotonnent souvent de telle sorte qu'il devient difficile de dire quel est leur nombre et quelles sont leurs dimensions.

Les mouvements des flagella peuvent être constatés dans le sang immédiatement après sa sortie des vaisseaux; mais, en général, il est beaucoup plus facile de faire cette observation au bout de 15 à 20 minutes. Peut-être les mouvements s'arrêtent-ils sous l'influence du refroidissement que subit le sang à sa sortie des vaisseaux.

L'extrémité libre des flagella présente souvent un petit renflement piriforme, visible seulement lorsque cette extrémité très mobile se trouve exactement au point. Ces petits renflements terminaux ont été indiqués pour tous les flagella des corps *n* et *o* (fig. 2).

Outre ces renflements terminaux, on constate quelquefois de petits renflements qui semblent se déplacer le long des flagella.

Tantôt les flagella sont disposés d'une façon symétrique, tantôt ils sont groupés sur un même point du corps sphérique.

Lorsqu'on observe un corps sphérique muni de flagella, tel que le corps *n* (fig. 2), on a de la peine à se défendre de cette idée qu'on est en présence d'un animalcule muni de pseudopodes;

d'autant que les flagella impriment souvent au corps sphérique des mouvements plus ou moins étendus; il s'agit d'ordinaire d'un mouvement oscillatoire sur place, mais parfois, surtout si la couche de sang est un peu épaisse, le corps sphérique subit un véritable mouvement de translation.

Le nombre variable des flagella, leur disposition irrégulière, sont peu en rapport avec l'idée d'un parasite muni de pseudopodes; mais ce qui doit surtout faire écarter cette idée, c'est qu'à un moment donné les flagella se détachent et circulent au milieu des hématies; les flagella devenus libres sont difficiles à suivre; au lieu de se mouvoir sur place, comme lorsqu'ils adhéraient aux corps sphériques, ils se déplacent rapidement dans le champ du microscope; on manque aussi du point de repère que fournit le corps sphérique pigmenté.

Après que les flagella se sont détachés, les corps pigmentés d'où ils sont sortis se déforment et restent immobiles, les grains de pigment s'accumulent sur un ou plusieurs points.

On a tenté de diminuer l'importance des flagella en arguant de leur rareté dans le sang palustre. Il est certain que ces éléments s'observent plus rarement et plus difficilement que les corps sphériques et les corps en croissant; les flagella ne se produisent qu'à une phase de l'évolution des parasites, ils sont invisibles à l'état de repos, et de plus ils disparaissent rapidement sous l'influence de la médication quinique.

D'après quelques observateurs les flagella représenteraient une phase de dégénérescence des parasites consécutive à leur sortie de l'organisme; le refroidissement que subit le sang au moment où on l'extrait des vaisseaux serait une des principales causes de la formation des flagella.

Il m'est arrivé souvent en Algérie d'observer des flagella adhérents ou libres dans le sang, aussitôt après la sortie des vaisseaux, et j'ai remarqué que par les temps chauds cette observation était plus facile que par les temps froids. Je ne saurais donc admettre que c'est le refroidissement qui fait éclater les éléments parasitaires et je ne crois pas qu'on puisse affirmer que les flagella n'existent pas dans le sang qui circule dans les vaisseaux.

Sacharof, dans ses recherches faites sur l'hématozoaire des oiseaux voisin de l'hématozoaire du paludisme, a trouvé des formes à flagella même dans les préparations obtenues avec du sang desséché immédiatement après la sortie des vaisseaux (*Ann. de l'Inst. Pasteur*, 1895, p. 802).

Les flagella préexistent d'ailleurs dans les corps sphériques, ils s'y meuvent souvent pendant quelque temps avant de s'échapper au dehors.

L'aspect des flagella, leurs dimensions toujours

les mêmes, la variété très grande de leurs mouvements, enfin le fait qu'ils deviennent libres et qu'ils continuent à se mouvoir en liberté au milieu des hématies, tout semble démontrer qu'il ne s'agit pas d'un phénomène de dégénérescence, mais d'une phase de l'évolution de l'hématozoaire.

La quinine fait rapidement disparaître du sang palustre les flagella, ce qui serait bien difficile à comprendre s'il s'agissait d'un phénomène de dégénérescence; au contraire, lorsqu'on trouve des flagella dans le sang d'un malade, on peut dire qu'il y a imminence d'accès fébrile.

Enfin les flagella sont particuliers à certaines espèces d'hématozoaires; ils ne s'observent qu'à certaines phases du développement de ces derniers, et on ne peut pas les faire apparaître à volonté, ce qui devrait être facile s'il s'agissait simplement d'un phénomène de dégénérescence ou, à plus forte raison, d'un phénomène cadavérique.

5° *Corps en croissant.* — Il s'agit d'éléments cylindriques effilés à leurs extrémités et d'ordinaire recourbés en croissant (*q*, *r*, fig. 2); la substance de ces corps est transparente, incolore, sauf vers la partie moyenne où se trouvent des grains de pigment noir ou rouge sombre, identiques à ceux des corps sphériques.

La longueur de ces éléments est en général un peu plus grande que le diamètre des hématies, soit de 8 à 9 μ; la largeur est de 2 μ environ vers la partie moyenne. Les extrémités du croissant sont tantôt effilées, tantôt arrondies.

Les contours sont indiqués dans le sang frais par une seule ligne; mais il est facile de constater, sur certaines préparations qui ont subi l'action de l'acide osmique ou de réactifs colorants, qu'il existe un double contour annonçant l'existence d'une membrane d'enveloppe.

Les grains de pigment, dont la présence est constante, sont presque toujours réunis vers la partie moyenne, ils sont plus ou moins agglomérés. Par exception le pigment se rencontre à une des extrémités.

Une ligne très fine qui réunit fréquemment les extrémités du croissant est considérée par la plupart des observateurs comme un reste de l'hématie dans laquelle s'est développé le parasite.

Dans certains cas, à côté des croissants bien formés, on trouve des croissants en voie de formation dans les hématies.

Plusieurs observateurs ont décrit un noyau dans ces éléments; je n'ai pas réussi jusqu'à présent à vérifier ce fait; on comprend d'ailleurs qu'il soit difficile de voir un noyau qui paraît se trouver au centre des granulations pigmentaires.

Lorsqu'on examine à plusieurs reprises les mêmes corps en croissant dans le sang frais, on constate souvent que ces éléments se transforment au bout de 15 à 20 minutes en corps ovalaires d'abord, puis en corps sphériques.

Quelquefois les grains pigmentés se mettent en mouvement et des flagella apparaissent sur les bords des corps sphériques dérivés des croissants.

Ces transformations des croissants ne s'observent pas toujours, et quand elles se produisent, c'est avec une lenteur très grande qui ne permet pas de les attribuer à des mouvements amiboïdes.

T. Coronado a supposé que les croissants représentaient des kystes vides, après sortie des flagella, opinion inadmissible, attendu qu'on peut examiner pendant longtemps des corps sphériques après la sortie des flagella sans leur voir prendre la forme en croissant et que, au contraire, les croissants se transforment souvent en corps sphériques.

Mannaberg a essayé de démontrer (11e Congrès de médecine int. Leipzig, 1892), que chaque corps en croissant était formé par la conjugaison ou syzygie de deux petits éléments amiboïdes dans un même kyste.

A l'appui de cette manière de voir, Mannaberg invoque l'existence d'une enveloppe et d'une cloison transversale, la disposition du pigment en deux groupes, enfin la segmentation des croissants qui, d'après lui, se ferait quelquefois par le milieu; nous n'avons pas réussi à constater ces derniers détails de structure, et nous n'avons jamais vu un corps en croissant se diviser en deux par le milieu; l'existence de la membrane d'enveloppe est seule indiscutable.

Les croissants représentent probablement une forme enkystée de l'hématozoaire du paludisme qui se rencontrerait sous deux formes principales : forme amiboïde libre dans le sang ou à l'état d'adhérence aux hématies, forme enkystée dans les hématies (Laveran, *Soc. de biologie*, 26 nov. 1892). Nous verrons plus loin quelles sont les causes qui peuvent expliquer ces changements de forme.

4° *Corps segmentés.* — Ces éléments ont été encore désignés sous le nom de corps en rosace ou en marguerite; la segmentation est en effet assez régulière pour rappeler souvent la disposition d'une rosace, ou bien celle des pétales d'une marguerite.

Les corps segmentés dérivent des corps sphériques précédemment décrits, les grains pigmentés se rassemblent et forment un seul amas au centre, les bords présentent une dentelure régulière et la segmentation s'étend de la périphérie vers le centre (*i*, fig. 2); l'élément parasitaire se trouve bientôt partagé en segments réguliers (*j*, fig. 2), au nombre de 8 à 16; ces segments ont d'abord une forme allongée, ovalaire; ils se transforment bientôt en petits corps sphériques qui deviennent libres (*k*, fig. 2).

Ces éléments segmentés correspondent à la phase de reproduction des corps sphériques (Golgi), qui paraissent pouvoir se multiplier aussi par division simple et par bourgeonnement.

Les corps segmentés font souvent défaut dans le sang palustre, et ils ne sont pas particuliers à telle ou telle forme clinique; on les trouve dans la quotidienne aussi bien que dans la tierce et la quarte; cependant ils sont plus fréquents dans cette dernière forme.

D'après Golgi le mode de segmentation serait différent dans la tierce et dans la quarte, nous reviendrons sur ce point.

On trouve enfin dans le sang palustre des corps hyalins, irréguliers, pigmentés (*v*, fig. 2), qui ne sont évidemment que des formes cadavériques des parasites décrits plus haut, et des leucocytes mélanifères qui s'en distinguent par leur forme plus régulière, et par la présence d'un noyau qui se colore facilement par le carmin (*v*, *x*, fig. 2).

Le paludisme fournit un bel exemple de l'action phagocytaire des leucocytes; l'existence de leucocytes mélanifères, souvent nombreux après les accès de fièvre intermittente, surtout après les accès graves, montre déjà que les leucocytes s'emparent des débris des éléments parasitaires et du pigment qu'ils contiennent. L'examen direct du sang permet de constater que les leucocytes peuvent s'emparer des parasites vivants; on voit quelquefois des leucocytes qui, accolés à des éléments parasitaires, sont en train de les englober.

En se reportant au chapitre Ier de cet ouvrage, le lecteur pourra constater que les éléments parasitaires décrits ci-dessus ne sauraient être confondus avec des éléments normaux du sang plus ou moins altérés.

Les petits corps sphériques, non encore pigmentés, pourraient seuls être confondus avec les taches claires ou vacuoles, qui se forment souvent dans les hématies desséchées, mais les corps sphériques se colorent par le bleu de méthylène, tandis que les vacuoles restent incolores.

On ne saurait confondre les flagella qui se montrent à la température ordinaire sur les bords des corps sphériques pigmentés (jamais sur les bords des hématies), et qui sont animés de mouvements très variés, avec les prolongements qu'on fait apparaître à volonté sur les bords des hématies en chauffant le sang à 57°.

C'est au moment des paroxysmes fébriles que les hématozoaires du paludisme se montrent en plus grand nombre dans le sang périphérique ; ils disparaissent souvent dans l'intervalle des accès, surtout si le malade prend de la quinine. Les corps sphériques sont ceux que l'on rencontre le plus souvent.

En présence des formes variées sous lesquelles se montre l'hématozoaire du paludisme, il était naturel de se demander si on n'avait pas affaire à plusieurs espèces de parasites, et si chaque espèce de parasite n'était pas en rapport avec une des manifestations cliniques du paludisme.

Nous avons constaté que ces rapports n'étaient pas constants, et nous avons été amenés à conclure dès 1881 à l'existence d'un seul parasite polymorphe.

Plusieurs observateurs ont admis au contraire l'existence de deux, trois ou même cinq espèces de parasites du paludisme.

Golgi et Pietro Canalis ont décrit trois variétés de parasites :

1° Hématozoaire de la tierce.

2° Hématozoaire de la quarte.

3° Hématozoaire des fièvres irrégulières.

La segmentation des éléments en rosace ne se ferait pas de la même manière dans la tierce et dans la quarte. Dans la tierce le nombre des corpuscules arrondis qui naissent de la segmentation des éléments pigmentés serait plus grand que dans la quarte.

Quant à l'hématozoaire des fièvres irrégulières, il serait caractérisé par la présence des corps en croissant.

Sous le nom de fièvres irrégulières il faut entendre : les fièvres quotidiennes à accès prolongés ou subintrants, les continues palustres, la cachexie aiguë, les accidents pernicieux.

Grassi et Feletti admettent aujourd'hui l'existence de cinq espèces d'hématozoaires, donnant naissance chacune à des manifestations différentes du paludisme (*Centralbl. f. Bakter.* 1891, t. X, p. 518) :

1° *Hæmamœba malariæ* (fièvre quarte simple, double ou triple).

2° *Hæmamœba vivax* (fièvre tierce simple ou double).

3° *Hæmamœba præcox* (fièvres pernicieuses, quotidiennes, fièvres continues ou subcontinues).

4° *Hæmamœba immaculata*. Cette variété caractérisée par l'absence de pigment ne se rencontrerait qu'à Rome, et donnerait naissance à des accidents semblables à ceux que produit *Hæmamœba præcox*.

5° *Laverania malariæ* donnant lieu en général à des fièvres irrégulières, mais pouvant produire aussi des fièvres qui conservent pendant longtemps le type quotidien.

D'après Grassi et Feletti ces espèces, bien distinctes, ne peuvent pas se transformer l'une dans l'autre; mais elles se trouvent souvent réunies chez les mêmes malades : c'est ainsi que les corps en croissant sont souvent associés aux formes de la tierce ou de la quotidienne.

Marchiafava et Bignami divisent les fièvres palustres en deux grands groupes : 1° fièvres qui prédominent en hiver et au printemps (quartes. tierces légères); 2° fièvres graves ou estivo-automnales comprenant les quotidiennes, les tierces graves, la plupart des subcontinues et des accès pernicieux. Les croissants seraient une des formes des parasites de ces dernières fièvres. (*Sur les fièvres malariques estivo-automnales*. Rome, 1892.)

Les fièvres d'hiver sont toujours dans nos climats, voire même en Algérie et en Italie, des fièvres de rechute ; il est donc difficile de comprendre comment on peut les attribuer à d'autres parasites qu'à ceux qui ont déterminé la première atteinte, le plus souvent en été ou en automne; l'attribution des tierces légères à d'autres parasites que les tierces graves semble aussi peu défendable.

Dans un travail publié en 1893 sur les fièvres estivo-automnales, Golgi arrive à cette conclusion qu'il n'existe pas de fièvres estivo-automnales ou malignes, indépendantes des tierces ordinaires, et que les résultats fournis par l'examen du sang ne permettent pas de faire une pareille distinction. Golgi dans ce travail propose encore une nouvelle classification des fièvres palustres en deux grands groupes :

1° Fièvres produites par des parasites qui vivent d'ordinaire dans le sang, et qui accomplissent dans le sang les phases principales de leur développement (tierce, quarte).

2° Fièvres produites par des parasites qui se développent principalement dans la moelle des os et dans la rate (quotidienne, fièvres irrégulières, subcontinues, pernicieuses). Les corps en croissant représenteraient une des phases de développement des parasites qui produisent ces dernières fièvres.

L'unité du paludisme au point de vue clinique est indiscutable et *a priori* il paraît bien peu croyable que la tierce, la quarte, la quotidienne et les accidents pernicieux soient dus à des parasites d'espèces différentes, d'autant que chez un même malade on voit souvent ces manifestations cliniques se succéder. Il faudrait admettre que les différents parasites coexistent dans tous les foyers du paludisme disséminés à la surface du globe, et dans le sang de la plupart des malades atteints de fièvres palustres.

Il faut remarquer d'autre part que les caractères morphologiques assignés aux deux, trois ou cinq espèces d'hématozoaires ne suffisent pas pour permettre de distinguer ces parasites aux différentes phases de leur existence.

Le mode de segmentation ne peut pas être accepté comme une caractéristique des parasites de la tierce et de la quarte. Les éléments segmentés font souvent défaut, et le nombre des segments est très variable; dans un même échantillon de sang provenant d'un malade atteint de quotidienne, de tierce ou de quarte on peut trouver des corps segmentés à 8, 10, 12 ou 16 divisions (Vincent, *Soc. de biologie*, 26 mars 1892).

Les corps en croissant sont, il est vrai, très caractéristiques; nous avons vu que plusieurs auteurs les considéraient comme les parasites des fièvres irrégulières; l'un de nous a cité des faits nombreux qui attestent que ces éléments peuvent s'observer chez des malades atteints de quotidienne, de tierce ou de quarte très régulière. (Laveran, *Du Paludisme*; Paris, 1891, p. 152, et *Soc. de biologie*, 12 novembre 1892).

Cent trente-six malades dans le sang desquels la présence des croissants a été constatée se répartissent ainsi qu'il suit au point de vue clinique :

Quotidiennes	47
Tierces	15
Quartes	2
Intermittentes irrégulières	2
Intermittentes de type indéterminé	42
Continues	10
Accidents pernicieux	15
Cachexie sans fièvre	7

Le chiffre des quartes qui figurent à ce tableau est très faible; mais il faut dire que nous avons recueilli seulement 7 observations de quartes contre 225 de quotidiennes, et 81 de tierces.

Les croissants s'observent souvent chez les malades atteints d'accidents pernicieux; ils ont été notés 13 fois sur 18, soit dans 72 pour 100 des cas; mais on ne saurait en conclure qu'ils sont la cause des accidents pernicieux. En effet : 1° la présence de ces éléments n'est pas constante dans les fièvres pernicieuses; 2° on les trouve fréquemment chez des malades qui n'ont jamais eu d'accidents pernicieux, malgré de nombreuses rechutes. Sept malades sont notés comme cachectiques, sans fièvre, pendant la durée du séjour à l'hôpital.

Nous avons constaté la présence des croissants 120 fois dans les six derniers mois de l'année et 16 fois seulement dans les six premiers. Les mois les plus chargés sont : novembre, octobre et décembre; le même fait a été signalé par Arnaud en Tunisie.

On comprend que Marchiafava et Bignami aient été amenés à établir un rapport entre les croissants et les fièvres estivo-automnales, mais l'influence saisonnière n'est qu'apparente. Si l'on demande aux malades dans le sang desquels on trouve des croissants aux mois d'octobre, de novembre ou de décembre, quand ils ont eu la première atteinte de fièvre, on apprend que c'est de juin à octobre (nous parlons de l'Algérie), c'est-à-dire qu'en remontant à l'époque de l'invasion, les cas se répartissent sur toute la saison endémo-épidémique.

Tous ceux qui ont exercé en Algérie savent que c'est aux mois d'octobre, de novembre et de décembre qu'on observe surtout la cachexie palustre chez les malades affaiblis par des rechutes successives de fièvre et par la persistance des chaleurs ; c'est la fréquence de la cachexie à cette époque de l'année qui nous paraît expliquer la fréquence des corps en croissant. A partir du mois de décembre, grâce à l'abaissement de la température, l'état de tous les malades s'améliore.

Il résulte de nos recherches que les croissants se rencontrent surtout chez les cachectiques ; la cachexie pouvant d'ailleurs se produire lentement, à la suite d'une série de rechutes de fièvre, ou rapidement, à la suite de quelques accès graves (cachexie aiguë). Councilman, W. Osler ont signalé la même relation entre les croissants et la cachexie.

D'après notre statistique les croissants ont été rencontrés 82 fois sur 136 chez des sujets cachectiques, 44 fois dans des rechutes de fièvre et 10 fois seulement chez des sujets atteints de fièvre de première invasion. Le chiffre total des cachexies qui figurent dans cette statistique est de 116 ; les croissants ont donc été rencontrés dans 70 pour 100 des cas.

Si aux 82 cas de cachexie on ajoute les 44 cas de fièvre de rechute dans lesquels l'anémie était toujours profonde, on voit que les croissants ont été observés 126 fois sur 136 chez des sujets ou cachectiques ou profondément anémiés.

Au sujet des dix malades atteints de fièvre de première invasion, il faut remarquer qu'il est très difficile de fixer exactement la date d'invasion du paludisme; tel malade qui a des accès de fièvre depuis deux ou trois jours seulement est depuis un mois et plus en puissance de paludisme. On s'explique ainsi que la fièvre puisse éclater chez une personne qui a quitté depuis quelque temps une localité insalubre et qui n'avait jamais eu la fièvre pendant son séjour dans cette localité. Les malades chez lesquels nous avons noté les croissants lors d'une première atteinte de fièvre étaient très anémiés à leur entrée à l'hôpital; ils venaient d'endroits notoirement insalubres, et ils n'avaient pas encore pris de quinine ou en avaient pris à très petite dose; il est probable qu'il y avait eu dans ces cas une période de latence qui avait permis à l'hématozoaire de prendre les mêmes formes que chez les cachectiques.

Gualdi, Antolisei, Angelini ont essayé de démontrer expérimentalement l'existence des deux ou trois espèces d'hématozoaires en injectant dans les veines d'individus indemnes de paludisme du sang palustre. Les résultats de ces expériences ont été plus d'une fois en contradiction avec la doctrine de la pluralité des parasites du paludisme; c'est ainsi qu'après avoir injecté du sang palustre renfermant des corps amiboïdes, on a observé des corps en croissant dans le sang de l'individu inoculé.

Di Mattei et Calandruccio auraient toujours réussi à reproduire, chez les individus inoculés, le type de la fièvre du malade ayant fourni le sang; mais di Mattei a compliqué l'expérience en pratiquant les injections chez des malades déjà atteints de paludisme, et Calandruccio a pratiqué ses inoculations par injection hypodermique, c'est-à-dire par un procédé dont l'efficacité n'est pas démontrée pour la transmission du paludisme comme l'est celle des injections intra-veineuses.

G. Bein, qui a inoculé plusieurs fois avec succès le paludisme d'homme à homme, a constaté que le type fébrile chez l'individu inoculé pouvait être tout autre que celui du malade ayant fourni le sang (*Charité Annalen*, 1891).

L'existence d'un parasite du paludisme unique, mais pouvant prendre différentes formes, est acceptée aujourd'hui par la plupart des observateurs; quelques-uns de ceux qui avaient d'abord soutenu la pluralité des parasites se sont même ralliés à cette opinion.

Dans une de ses dernières publications, Golgi admet que les parasites de la tierce, de la quarte et des fièvres irrégulières décrits par lui peuvent se transformer l'un dans l'autre (*Arch. ital. de biologie*, 1890, XIV, p. 122).

Celli et Sanfelice admettent également ces transformations.

Danilewsky, après avoir rappelé qu'on observe souvent le polymorphisme chez les protozoaires, ajoute : « Il serait prématuré de se prononcer contre la probabilité de l'hypothèse *unitaire* d'après laquelle toutes les formes du microbe malarique ne présenteraient que des états différents d'un seul et même organisme. De mon côté je ne puis qu'exprimer mon adhésion à cette hypothèse qui rend compte de tous les faits si variés. L'apparente fixité des formes, telles que les Hémamibes, Polimites, Laverania, ainsi que leur différenciation dans l'organisme malade n'excluent nullement la possibilité de leur origine commune d'un seul et même microbe générateur existant librement en dehors de l'organisme (*Ann. de l'Institut Pasteur*, 1891, p. 779). »

Babès et Gheorgiu qui ont constaté des croissants chez des malades atteints de fièvres à type très régulier (quotidiennes ou tierces), trouvent que les distinctions établies par les auteurs italiens sont trop absolues (*Arch. de méd. expérimentale*, mars 1893).

Les modifications de l'hématozoaire du paludisme s'expliquent d'autant mieux que ce parasite vit dans un milieu dont la composition est variable; le sang d'un malade profondément anémié, cachectique, est très différent au point de vue de la résistance des hématies, de la composition du sérum et de l'activité des leucocytes, comme au point de vue de la richesse globulaire, du sang d'un individu qui, arrivé récemment dans les pays palustres, est atteint de fièvre pour la première fois; on comprend que, chez les cachectiques, l'hématozoaire puisse évoluer autrement que chez des malades dont le sang n'a pas encore subi d'altérations profondes; sa présence sous forme de corps amiboïdes dans le sang de ces derniers malades provoque une vive réaction, et les parasites qui deviennent la proie des leucocytes, ou qui sont détruits par la quinine, n'ont pas le temps de s'enkyster; au contraire, chez l'individu cachectique, les parasites se développent sans rencontrer les mêmes obstacles, le sang appauvri se laisse envahir plus facilement, les parasites s'enkystent et prennent la forme en croissant.

L'hématozoaire que nous venons de décrire a été retrouvé dans tous les pays palustres avec les mêmes caractères et il n'a été observé que chez des malades atteints de paludisme; jamais il n'a été rencontré chez des sujets sains ou atteints de maladies étrangères au paludisme; la relation de cause à effet entre ce parasite et les accidents du paludisme ressort également des faits suivants.

La mélanémie était considérée avant la découverte de l'hématozoaire du paludisme comme la lésion la plus caractéristique des fièvres palustres; mais on ne pouvait pas comprendre pourquoi cette lésion se produisait uniquement dans les fièvres palustres et non dans d'autres fièvres aussi intenses, aussi graves. Aujourd'hui nous savons que la mélanémie se rattache intimement au développement des hématozoaires et il paraît logique d'en conclure que les parasites qui produisent la mélanémie sont aussi la cause des troubles morbides variés que provoque le paludisme.

La médication quinique fait disparaître les hématozoaires en même temps qu'elle guérit les fièvres palustres; les corps en croissant résistent plus longtemps que les autres, mais ils finissent eux aussi par disparaître.

Un dernier et très puissant argument en faveur du rôle pathogène des hématozoaires est fourni par ce fait, aujourd'hui bien établi, qu'en injectant dans les veines d'un individu indemne de paludisme un peu de sang palustre renfermant des hématozoaires, on détermine, chez l'individu inoculé, l'apparition des accidents caractéristiques du paludisme.

Mariotti et Ciarocchi ont inoculé le paludisme

à quatre malades en traitement dans les hôpitaux de Rome pour des affections chroniques non palustres (*Lo Sperimentale*, 1884). Ces observateurs ont toujours échoué lorsqu'ils ont pratiqué des injections sous-cutanées de sang palustre, ils ont constaté au contraire que les injections intra-veineuses avaient une activité très grande[1].

Marchiafava et Celli ont réussi également à transmettre le paludisme par injection intra-veineuse du sang palustre tandis que les injections sous-cutanées ne leur donnaient que des résultats négatifs; ils ont vu les hématozoaires apparaître dans le sang des individus inoculés par injection intra-veineuse, en même temps que se produisaient des accès réguliers et bien caractérisés de fièvre intermittente qui cédaient aux sels de quinine.

T. Gualdi et E. Antolisei ont communiqué en 1889 à l'Académie royale de médecine de Rome deux nouveaux cas de fièvre palustre provoquée expérimentalement chez des individus sains par l'injection intra-veineuse de sang palustre. L'incubation a été de dix jours chez l'un des malades et de douze jours chez l'autre.

Antolisei, Gualdi et Angelini ont publié en 1889 (*Riforma medica*, septembre et novembre 1889), quatre autres cas de paludisme expérimental.

1. Les expériences antérieures de Dochmann et de Gehrardt ne nous semblent pas entièrement probantes.

Des faits confirmatifs des précédents sont dus à di Mattei, à Calandruccio, à Bein et à Baccelli.

Calandruccio et Bein auraient réussi à inoculer le paludisme non seulement par injection intraveineuse du sang palustre à des individus indemnes de paludisme, mais aussi par injections sous-cutanées; cela demande confirmation.

Les conditions favorables à l'éclosion et à la multiplication du parasite du paludisme dans le milieu extérieur sont connues : il faut de la terre humide et de la chaleur; les terrains marécageux, les bords fangeux des rivières, les terrains humides, non drainés et non cultivés, sont les milieux de prédilection de ce parasite; mais on n'a pas encore réussi à découvrir sous quelle forme il vit dans ces milieux; peut-être s'y trouve-t-il déjà à l'état de parasite de quelque espèce animale ou végétale, ce qui expliquerait pourquoi toutes les tentatives de culture directe ont échoué jusqu'ici. Les inoculations aux animaux ont toujours donné des résultats négatifs.

L'infection paraît pouvoir se faire par l'air et par l'eau.

Une fois introduit dans l'économie, le parasite pullule dans le sang et il donne lieu à des troubles morbides qui sont trop connus pour que nous ayons à les décrire ici : fièvre intermittente quotidienne, tierce ou quarte, fièvre continue palustre, accidents pernicieux, cachexie palustre, nous nous bornerons à étudier brièvement la pathogénie de ces accidents.

Les hématozoaires du paludisme vivent aux dépens des hématies; on voit pâlir les hématies qui sont envahies, en même temps que les éléments parasitaires se chargent de pigment; on peut donc dire qu'aucune anémie, celle qui est la suite d'hémorragie exceptée, ne s'explique mieux que l'anémie palustre.

L'anémie est d'ailleurs le symptôme le plus constant du paludisme et parfois c'est la seule manifestation de la maladie.

Dans toutes les descriptions du paludisme on insiste avec raison sur la rapidité avec laquelle l'anémie se produit, quelques accès graves suffisent pour rendre un malade méconnaissable.

La peau et les muqueuses se décolorent; la peau prend la teinte cireuse des anémies graves, ou bien une teinte d'un gris pâle, ardoisée; le sang obtenu par la piqûre du doigt n'a plus l'aspect du sang normal; on dirait d'un sang mélangé à de la sérosité en forte proportion.

La numération indique un abaissement considérable du chiffre des hématies.

Lorsque les malades succombent au paludisme aigu, on constate dans tous les organes, mais principalement dans la rate, dans le foie, dans la moelle des os et dans les petits vaisseaux des centres nerveux, la présence d'éléments pigmentés en grand nombre.

Dans la rate qui est réduite à l'état d'une bouillie brunâtre, dans le foie qui a une teinte brunâtre caractéristique, dans les petits vaisseaux de la substance corticale du cerveau qui présente une teinte ardoisée, le microscope révèle l'existence de ces éléments pigmentés.

Lorsque l'autopsie est pratiquée peu de temps après la mort, on retrouve les éléments parasitaires avec leurs formes caractéristiques.

Dans les cas de mort par accès pernicieux à forme cérébrale, les capillaires du cerveau sont véritablement obstrués par les parasites, ce qui permet d'expliquer les accidents cérébraux si fréquents dans les fièvres des pays chauds : délire, coma, aphasie transitoire, convulsions, etc....

Le frisson des accès de fièvre est un phénomène nerveux qui paraît dû à l'irritation médullaire; quant à l'élévation de la température on peut l'expliquer de la même manière, ou bien en admettant que les hématozoaires donnent naissance à une substance pyrétogène; mais l'irritation des centres cérébro-spinaux par les milliers d'éléments parasitaires qui se trouvent dans les capillaires n'est pas douteuse, tandis que la sécrétion d'une substance pyrétogène est encore une hypothèse. Les recherches de Brousse[1] et celles de Roque et Lemoine[2] qui tendent à prouver que la toxicité urinaire est augmentée à la suite des accès de fièvre palustre portent sur un très petit nombre de cas et demandent confirmation.

Le système nerveux s'accoutume dans une certaine mesure à la présence des hématozoaires; les individus affaiblis, anémiés à la suite de plusieurs atteintes de fièvre, ont en général des accès rares et légers, tandis que les individus forts et vigoureux, nouveaux venus dans les pays palustres, réagissent très fortement; c'est surtout chez ces derniers malades qu'on observe les fièvres continues palustres.

La présence des hématozoaires provoque des hypérémies, des congestions et, à la longue, des inflammations de la rate, du foie et des reins.

Dans le paludisme chronique la rate présente constamment des altérations inflammatoires : splénite interstitielle, périsplénite; l'hépatite et la néphrite viennent ensuite par ordre de fréquence.

Sous l'influence de la quinine, les hématozoaires du paludisme disparaissent en même temps que se dissipent les troubles morbides; il faut même avoir grand soin, lorsqu'on cherche

1. *Soc. de Méd. et de Chir. pratiques de Montpellier*, 14 mai, 1890.
2. *Revue de Médecine*, 1890, 926.

les hématozoaires chez un malade, de faire l'examen du sang avant de commencer le traitement; les corps sphériques et les flagella disparaissent rapidement sous l'influence de la médication quinique, les corps en croissant résistent davantage.

L'efficacité de la quinine dans les fièvres palustres s'explique bien depuis qu'on sait que le parasite du paludisme est un hématozoaire. Les sels de quinine dont l'action sur les schizophytes est faible, sont au contraire très toxiques pour les protozoaires. Il suffit d'ajouter une parcelle d'écorce de quinquina à une infusion de foin pour détruire tous les infusoires (Dujardin, Binz, Bochefontaine).

Technique. — Lorsqu'on se propose d'étudier l'hématozoaire du paludisme il faut avoir soin d'abord de recueillir du sang dans de bonnes conditions, c'est-à-dire chez des malades qui ont la fièvre et qui ne sont pas soumis à la médication quinique; le moment le plus favorable est, dans la fièvre intermittente, le début des accès.

Le sang doit être examiné : 1° à l'état frais; 2° après dessiccation et coloration. L'étude du sang frais et pur est très intéressante; si la préparation a été bien faite, en évitant les causes d'altération du sang signalées précédemment, les éléments parasitaires ne peuvent pas être confondus avec des éléments normaux déformés; on peut observer les mouvements amiboïdes des corps sphériques, les mouvements si remarquables des flagella et, en prolongeant l'examen, quelques-unes des transformations des éléments parasitaires.

Sur les préparations de sang desséché, on colore difficilement les flagella qui, déformés et immobiles, sont beaucoup moins intéressants que dans le sang frais, mais on voit bien les croissants et les corps sphériques.

Le sang est desséché comme il a été dit au chapitre précédent; on voit très bien au milieu des hématies les corps en croissant qui se conservent pendant longtemps; les préparations non colorées doivent être montées à sec, le baume du Canada rendrait trop transparents les éléments normaux du sang et les éléments parasitaires.

Le sang desséché et fixé peut être coloré à l'aide de différents réactifs. Le bleu de méthylène seul ou associé à l'éosine, l'hématoxyline et le violet de gentiane donnent de bons résultats.

La solution aqueuse concentrée de bleu de méthylène colore au bout de quinze à trente secondes les éléments parasitaires (corps sphériques et croissants) qui prennent une teinte d'un bleu plus pâle que les noyaux des leucocytes. Les corps en croissant se colorent moins bien que les corps sphériques et les corps segmentés.

En ajoutant une petite quantité d'une solution aqueuse de borax à la solution de bleu de méthylène, on augmente beaucoup la puissance colorante de ce réactif qui colore même les hématies si on le laisse agir trop longtemps; il suffit de quinze secondes pour obtenir la coloration voulue des éléments parasitaires.

Un bon moyen de préparation des corps en croissant consiste à faire disparaître les hématies en trempant la lamelle de verre couverte de sang desséché dans de l'eau acidulée avec l'acide acétique et en colorant ensuite avec la solution de bleu de méthylène boratée. Les croissants se colorent bien et ils sont très faciles à voir, les hématies ayant disparu.

La double coloration par l'éosine et le bleu de méthylène donne d'excellents résultats; nous colorons d'abord à l'aide de la solution aqueuse d'éosine (15 secondes), nous faisons agir ensuite la solution aqueuse concentrée de bleu de méthylène (15 à 30 secondes); la préparation est lavée avec soin à l'eau distillée, séchée et montée dans le baume.

Le violet de gentiane et le violet dahlia sont utiles pour la coloration des petits éléments sphériques qui adhèrent aux hématies, ou qui y sont inclus; il faut avoir soin de ne pas laisser agir ces réactifs assez longtemps pour qu'ils colorent fortement les hématies.

Sur les préparations colorées avec le violet de gentiane ou le violet dahlia, on distingue mal les grains noirs de pigment, ce qui est un inconvénient.

L'hématoxyline alunée (formule de Latteux) donne d'assez bons résultats.

La safranine colore les éléments parasitaires en rose vif, tandis que les hématies prennent une teinte d'un jaune rosé, mais cette différence de teinte n'est pas suffisante pour bien mettre en évidence les éléments parasitaires.

Dans l'intérieur des corps sphériques colorés par le bleu de méthylène on voit souvent des espaces clairs, arrondis, qui correspondent aux noyaux. Après coloration par le violet de gentiane, on distingue parfois de petits noyaux accolés à la circonférence externe (Sacharof).

Plusieurs procédés spéciaux ont été préconisés pour colorer les noyaux des hématozoaires.

Celli mélange une goutte de sang frais à une goutte de sérum coloré par le bleu de méthylène, la coloration se produit lentement; la préparation doit être laissée dans la chambre humide pendant plusieurs heures.

On obtient les mêmes résultats par le procédé de Soulié : on dépose sur une lame porte-objet une goutte d'une solution de bleu de méthylène, on fait ensuite évaporer le liquide; une goutte du sang à examiner est déposée au même endroit et recouverte avec une lamelle couvre-objet; le bleu de méthylène se dissout dans le sérum et colore les éléments parasitaires.

Romanowsky a réussi à colorer les noyaux par le procédé qui suit :

Le sang desséché et flambé sur des lamelles couvre-objet est exposé dans l'étuve sèche à la température de 105 à 110 degrés pendant trois quarts d'heure ou une heure. Les lamelles sont ensuite plongées dans un mélange colorant préparé fraîchement avec deux volumes de solution aqueuse saturée de bleu de méthylène étendue d'eau à moitié et cinq volumes de solution aqueuse d'éosine à 1 pour 100 étendue d'eau à moitié; les lamelles restent dans ce mélange pendant une heure au moins; on lave à l'eau distillée et on monte dans le baume. Les noyaux sont colorés en violet pourpre.

Mannaberg a employé comme fixatif l'acide picrique et comme colorant l'hématoxyline. Le sang, desséché convenablement à l'air depuis six heures au moins, est plongé pendant vingt-quatre heures dans le fixatif suivant : acide picrique en solution aqueuse concentrée et eau distillée (parties égales) et acide acétique cristallisé 3 à 5 pour 100; la préparation est mise ensuite dans l'alcool absolu jusqu'à décoloration complète (vingt-quatre heures au moins). On colore avec une solution alunée d'hématoxyline jusqu'à ce que la structure du noyau des leucocytes disparaisse, et on se sert d'alcool chlorhydrique à 0,25 pour 100 et d'alcool faiblement ammoniacal pour différencier les éléments.

Grassi et Feletti recommandent les deux procédés suivants :

1° Le sang desséché est plongé dans un mélange d'alcool absolu et d'éther (parties égales) auquel on ajoute quelques gouttes d'acide acétique concentré. La préparation est ensuite portée dans l'hématoxyline, quand elle s'est saturée de matière colorante on lave et on monte dans le baume.

2° On prépare une solution aqueuse diluée de bleu de méthylène ou de fuchsine, en mettant une goutte de la solution concentrée de bleu de méthylène ou de fuchsine dans un verre de montre rempli d'eau distillée, on recueille une goutte de sang sur un verre couvre-objet et on laisse tomber celui-ci sur une goutte de la solution de bleu de méthylène qui a été déposée sur un verre porte-objet. Pour mélanger le sang à la solution colorante, il suffit de soulever un peu, d'un côté, la lamelle couvre-objet en la laissant ensuite retomber.

D'après Grassi et Feletti, on obtient ainsi une coloration intense des nucléoles et des grains de chromatine quand il en existe, la substance du parasite reste incolore (*Centralbl. f. Bakter*, 1891, t. X, p. 519).

Sacharof a recommandé le procédé suivant pour colorer les flagella : on fait plusieurs préparations de sang frais ; on examine au microscope une de ces préparations, les autres sont mises dans la chambre humide. Lorsque les flagella apparaissent dans la préparation examinée, on fait sécher le sang des autres préparations, on le fixe par la chaleur et on colore avec une solution aqueuse de violet de gentiane.

BIBLIOGRAPHIE

A. Laveran. Communic. relatives aux parasites du paludisme : *Acad. de médecine*, 23 nov. et 28 déc. 1880, 25 oct. 1881. *Acad. des Sciences*. 24 oct. 1881 et 23 oct. 1882. *Soc. méd. des hôpitaux*, 24 déc. 1880, et 28 avril 1882. — Du Même. Nature parasitaire des accidents de l'impaludisme. Paris, 1881. — Du Même. Même sujet. *Revue Scientifique*. 29 avril 1882. — Du Même. Traité des fièvres palustres. Paris, 1884. — E. Richard. Des parasites de l'impaludisme. *Acad. des sc.*, 20 février 1882 et *Revue Scientifique*, 1883. p. 113. — E. Marchiafava et A. Celli. Sulle alteraz. dei globuli rossi nella infez. da malaria. Reale Accad. dei Lincei, Roma, 1884. — A. Laveran. Du paludisme et de ses microbes. *Soc. méd. des hôpitaux*. 24 juillet 1885. — E. Marchiafava et A. Celli. Nuove Ricerche sulla infez. malarica. *Annali di agricoltura*, Roma, et *Fortschr. der Med.*, 1885. — Des mêmes. Studi ulteriori sulla infez. malarica. *Annali di agricol-*

tura, 1886. — G. Sternberg. The malarial germ of Laveran. *The med. Record*. New-York, n^{os} du 1er et du 8 mai 1886. — Golgi. Sull'infez. malarica. *Archivio per le sc. med.*, T. X, n° 4. — Councilman. Sur certains éléments trouvés dans le sang des sujets atteints de fièvre intermittente. *Assoc. of Americ. Physic.*, 18 juin, et *Maryland Med. Journ.*, octobre 1886. — Metchnikoff. *Centralbl. f. Bakter.*, n° 21, 1886. — E. Marchiafava et A. Celli. Sulla infez. malarica. *R. Accad. med. di Roma*, 1887 et *Arch. ital. de biologie*, 1888, T. IX, fasc. 3. — Des mêmes. Hémoplasmodie malarique. *Assoc. méd. ital. Pavie*, 1887. — Metchnikoff. Étude sur les affections malariennes. *Russkaïa med.*, 1887. — E Maurel. Rech. sur l'étiologie du paludisme, 1887. — Councilman. Nouvelles observ. sur l'état du sang dans les fièvres malariales. *Med. News*, 1887. — Du même. Rech. complém. sur le germe de la malaria de Laveran. Réunion annuelle de la Soc. pathol. de Philadelphie, 1887. — A. Laveran. Les Hématozoaires du paludisme. *Ann. de de l'Inst. Pasteur*, 25 juin 1887. — W. Osler. Communic. à la Soc. pathol. de Philadelphie. *The British med. Journ.*, 1887, p. 556. — Pfeiffer. *Centralbl. f. Bakter*, 1887. — Cohn. *Même rec.*, n° 12, 1887. — Tommasi Crudeli. *Deuts. med. Wochensch.*, nov. 1887. — Danilewsky. Matériaux pour servir à la parasitologie du sang. *Arch. slaves de biologie*, 1886-1887. — Du même. Contrib. à la question de l'identité des parasites pathogènes du sang chez l'homme avec les hématoz. chez les animaux. *Centralbl. f. med. Wiss.* 1886-1887. — Du même. Rech. sur la parasitol. comparée du sang. Zooparasites du sang des oiseaux. Kharkov, 1888 (en langue russe). — B. James. The micro-organisms of malaria. Soc. pathol. de New-York, 25 janv. *The med. Record*, p. 269, 1888. — A. Laveran. Des hématoz. du paludisme. *Ann. de l'Institut Pasteur*, 1888. — Schiavuzzi. Untersuch. über die Malaria in Polen. *München. med. Woch.*, n° 24 et *Beiträge zur Biol. der Pflanzen*. Breslau, 1888. — E. Marchiafava et A. Celli. *Arch. per le sc. med.*, T. XI et *Arch. ital. de biologie*, 1888. — COUNCILMAN. Nuere Untersuch. über Laveran's Organismus der Malaria. *Fortschr. der Med.*, nos 12 et 13, 1888. — VANDYKE CARTER. Note on some aspects an relations of the Blood-Organisms in Ague. *Scientif. Mem. by Med. Offic. of the Army of India*. Anal. *in the Lancet*. 16 juin. p. 1201, 1888. — C. GOLGI. Il fagocitismo nell'infez. malarica. *Soc. méd. chir. de Pavie*. *Riforma medica*, mai 1888. — EVANS. État du sang dans les fièvres interm. Soc. clin. de Londres. Anal. in *Bulletin méd.*, p. 608, 1888. — A. CATTANEO et A. MONTI. Les parasites du paludisme et les altérations dégénér. des globules rouges. *Congrès médical de Pavie* et *Archiv. per le sc. med.*, T. XII, 1888. — A. CELLI et G. GUARNIERI. Sur la structure intime du plasmodium malariæ. *Rif. med.*, 7 sept. et 12 oct. 1888. — N.-A. SACHAROF. Rech. sur le parasite de la fièvre palustre. *Soc. méd. de Tiflis. Centralbl. f. Bakt.*, 1889, p. 452 et *Archiv. de méd. expérim.*, 1er mai 1889. — DU MÊME. Sur l'analogie du parasite de la fièvre intermit. avec celui de la fièvre récurrente. *Soc. de méd. de Tiflis. Centralbl. f. Bakt.*, 1889, et *Arch. de méd. expér.*, mai 1889, p. 482. — CHENZINSKY (Odessa). Zur Lehre über den Mikroorgan. der Malariafiebers. *Centralbl. f. Bakt.*, 1888, Bd. III. — SOULIÉ. Étiologie du paludisme. *Soc. de biologie C. r.*, 1888, p. 766. — CHALACHNIKOV. Rech. sur les parasites du sang chez les animaux à sang froid et à sang chaud (en langue russe). Kharkov. 1888. — C. GOLGI. Intorno al preteso bac. malariæ di Klebs, Tommasi Crudeli e Schiavuzzi. Torino. 1889. — DU MÊME. Sur le développement des parasites du paludisme dans la fièvre tierce. *Fortschr. der Med.*, 5, et *Arch. per le sc. med.*, T. XIII, p. 173, 1889. — A. CELLI et G. GUARNIERI. Sull'etiol. dell'infez. malarica. *Ann. di agricoltura*. 1889. — PIETRO CANALIS. Sopra il ciclo evolutivo delle forme semilunari di Laveran. Roma. 1889. — CHENZINSKY. Contrib. à l'étude des micro-organismes du paludisme. Th. de doctorat. Odessa, 1889. — T. GUALDI et E. ANTOLISEI. Due casi di febbre malarica sperim. *Accad. med. di Roma*. Anno XV

(1888-1889) fasc. VI. — T. Coronado. Cuerpos de Laveran. Microbios del Paludismo. *Cronica med. quirur. de la Habana*, n° 10, 1889. — C. Golgi. Sur les fièvres intermittentes à long intervalle. *Soc. méd. chirurgic. de Pavie*, 6 avril 1889. — Du même. Sur l'étiol. du paludisme. *Assoc méd. Ital.* Congrès de Padoue, 1889. — Pietro Canalis. Studi sulla infez. malarica. Sulla varieta delle forme semilunari di Laveran, Torino. 1889, et *Giornale medico del esercito e della marina*, décembre 1889. — A. Celli. Dei protisti citofagi. *Rif. med.* Mai 1889. — E. Marchiafava et A. Celli. Sulle febbri malariche predom. nell' estate e nell' autunno in Roma. *Rif. med.*, 15 sep. 1889, et *Atti della R. Accad. med. di Roma.* Anno XVI, vol. V. série 2. — R. Feletti et B. Grassi. Sui parassiti della malaria. Cattania, 22 déc. 1889. — E. Antolisei et A. Angelini. Due altre casi di febbre malar. sperim. *Rif. med.* Sept. 1889. — T. Gualdi et E. Antolisei. Una quartana sperimentale. *Rif. med.*, nov. 1889. — T. Gualdi et E. Antolisei. Inoculazione delle forme semilunari di Laveran. *Rif. med.*, nov. 1889. — Paltauf et Kahler. Soc. des médecins de Vienne, 20 déc. 1889. *Semaine médicale*, 1890, p. 8. — N.-A. Sacharof. *Le Paludisme sur le chemin de fer de Transcaucasie.* Tiflis, 1889. — W Osler. Valeur de l'organisme de Laveran dans le diagnostic de la malaria. *John's Hopkins Hosp. Bull.*, n° 1, 1889-1890. — A. Celli et E. Marchiafava. Intorno a recenti lavori sulla natura della causa della malaria. *Bollett. della R. Accad. med. di Roma.*, 1889-1890. Anno XV, fasc. II. — F. Plehn. Beitrag zur Lehre der Malariainfection. *Zeitschr. f. Hygiene.* p. 78, 1890. — Du même. *Soc. de méd. de Berlin*, 5 mars, et *Berlin., Klin. Wochens.*, 31 mars 1890. — R. V. Jaksch. Ueber Malariaplasmodien. *Prager med. Wochens.*, 4, 1890. — Pietro Canalis. Contrib. alla storia degli studi moderni sulla infez. malar. *Spallanzani*, 1890. — Du même. Lettera al Presidente della R. Accad. Med. di Roma, 1890. — Du même. Étude sur l'infection palustre. *Fortschr. der Med.*, n°s 8 et 9, p. 285, 325, 1890. — R. Feletti et B. Grassi.

Sui parassiti della malaria. *Rif. med.*, mars 1890. — SOULIÉ. Sur l'hématoz. du paludisme. *Bull. méd. de l'Algérie*, p. 228, 1890. — E. ANTOLISEI. L'Ematozoa della quartana. *Rif. med.* janv. 1890. — E. ANTOLISEI et A. ANGELINI. Osserv. sopra alcuni casi d'infezione malar. con forme semilunari. *Arch. ital. di clinica med.*, 1890. — E. ANTOLISEI. Sull' ematozoo della terzana. *Rif. med.*, janv. 1890. — E. ANTOLISEI et ANGELINI. Nota sul ciclo biologico dell' ematozoo falciforme. *Rif. med.*, mars 1890. — BAMBERGER. De la plasmodie de la malaria. *Soc des médecins de Vienne*, 2 mai 1890. — A. CELLI et E. MARCHIAFAVA. Sulle febbri predom. nell' estate e nell' autunno in Roma. *Arch per le sc. med. di Bizzozero*, t. XIV, p. 117 (avec une planche). 1890. — E. ANTOLISEI. Consider. intorno alla classificazione dei parassiti della malaria. *Rif. med.*, avril 1890. — A. VALENTI. Etiologia e patogenesi della melanemia e della infez. malar. *Gaz. med. di Roma*, 1890. — A. LAVERAN. Au sujet de l'hématoz. du paludisme et de son évolution. *Soc de biologie*, 21 juin 1890. — C. TERNI et G. GIARDINA. Sulle febbri irregolari da malaria. *Rivista d'igiene e sanita pubblica*, 16 mai 1890. — PALTAUF. Étiologie de la fièvre intermitt. *Wiener med. Wochensch.*, 1890. — DOCK. Étude sur l'étiologie de l'infection malarienne et des hématoz. de Laveran. *Med. News*, 19 juillet 1890. — A. LAVERAN. Des hématoz. voisins de ceux du paludisme observés chez les oiseaux. *Soc. de biologie*, 5 juillet 1890. — T. CORONADO. El microbio de la malaria. *Cronica med. quirurg de la Habana*, 1890. n° 6. p. 287. — QUINCKE. Sur l'examen du sang dans le paludisme, Kiel. 1890, et *Mitth. d Verein. Schleswig-Holst. Aerzte*, n° 4. — PFEIFFER. Les Protozoaires pathogènes. Iéna. 1890. — C. GOLGI. Représentation photogr. du développement des parasites du paludisme. *Congrès de Berlin*. 1890. — A. BIGNAMI Rech. sur l'anatomie pathol. des fièvres pernicieuses. *R. Accad. med. di Roma*. Anno XVI. t. V. — A. CELLI et E. MARCHIAFAVA. Il reporto del sangue nelle febbri malariche invernali. *R. Accad. med. di Roma*. Anno XVI

(1889-1890), fasc. VI. — DOLEGA. Étiologie de la malaria. IXe congrès de médecine interne de Vienne, 18 avril 1890. — DU MÊME. État du sang dans la malaria. *Fortsc. der Med.*, 15 oct. 1890. — C. GOLGI. Sur le cycle évolutif des parasites malar. dans la tierce. *Arch. ital. de biologie*, t. XIV, fasc. I-II. — B. GRASSI et R. FELETTI. Di un'ameba che si trova in vita libera e che potrebbe rapportarsi ai parassiti malarici, juin 1890. — C. GOLGI. Sur les fièvres intermit. malar. à longs intervalles. *Archiv. ital. de biologie*, 1890, t. XIV, fasc. I-II. — A. LAVERAN. De l'examen du sang au point de vue de la recherche de l'hématozoaire du paludisme. *Soc. méd. des hôpitaux*, 28 nov. 1890. — DANILEWSKY. Sur les microbes de l'infection malarique aiguë et chronique chez les oiseaux et chez l'homme. *Ann. de l'Inst. Pasteur*, n° de déc. 1890. — ROMANOWSKY. Sur la structure des parasites du paludisme. *Wratsch.* 1890, n° 52, p. 1171. — B. GRASSI et R. FELETTI. Les parasites du paludisme chez les oiseaux. *Bull. mensuel de l'Acad. des sc. de Catane*, 25 mars 1890. — DANILEWSKY. Développement des parasites malariques dans les leucocytes des oiseaux. *Ann. de l'Inst. Pasteur*, 1890, p. 427. — B. GRASSI et R. FELETTI. Ancora sui parassiti degli uccelli. *Bull. de l'Acad. des sc. nat. de Catane*, juin 1890. — G. BASTIANELLI et A. BIGNAMI. *Rif. med.*, juin et oct. 1890. — DANILEWSKY. Ueber den Polymitus malariae. *Centralbl. f. Bakter. u. Parasit.*, 1891. — A. CELLI et SANFELICE. Sur les parasites du globule rouge chez l'homme et chez les animaux. *Ann. dell' Istit. d'Igiene sperim. dell' Università di Roma*, 1891. — A. LAVERAN. Sur des hématoz. de l'alouette voisins de ceux du paludisme. *Soc. de biologie*, 25 mai 1891. — C. GOLGI. *Zeitsch. f. Hyg.* X, 1. 1891. — HOCHSINGER. De la malaria chez les nourrissons. *Wien. med. Presse*, 1891, n° 17 p. 657. — E. DI MATTEI. Contrib. à l'étude expérim. du paludisme chez l'homme et chez les animaux. *Rif. med.*, 30 mai 1891. — G. DOCK. Les parasites du sang dans la fièvre palustre des tropiques. *Fortsch. der med.* 1891, t. IX, p. 187, et *The med. News*, 30 mai et 6 juin

1891. — SACHAROF. Rech. sur le parasite des fièvres palustres irrégulières. *Ann. de l'Inst. Pasteur*, 1891, p. 445. — A. LAVERAN. De l'étiologie du paludisme. *Congrès d'hygiène de Londres*, août 1891. — CELLI. Communic. sur le même sujet. — J. MANNABERG. Morphol. et biol. des plasmodies de la fièvre tierce. *Centralbl. f klin. Med.* 1891, n° 27. — T. CORONADO. L'hématoz. du paludisme au point de vue clinique. *Revista de Ciencias medicas.* Habana, 20 août 1891 et *Cronica med. quirur. de la Habana*, 1891. — ROMANOWSKY. *Th. de doctorat*, Pétersbourg, 1891. — GABRITCHEWSKY. Esquisse d'une morphologie normale et pathol. du sang. Moscou, 1891. — E. FAZIO. Sur l'impaludisme et sur l'hématozoaire de Laveran. *Revue internat. d'hygiène.* Naples, 1891. — B. GRASSI et R. FELETTI. Weiteres zur Malariafrage. *Centralbl. f. Bakter*, 1891, t. X, n°s 14, 15, 16. — DANILEWSKY. Contrib. à l'étude de la microbiose malarique. *Ann. de l'Inst. Pasteur*, 1891, p. 758. — O. BARBACCI. *Centralbl. f. Allgem. Pathol.* Iena 1892 (revue critique). — G. BEIN. *Charité annalen* 1891 et *Soc. de méd. int. de Berlin*, 21 mars 1892. — H. VINCENT. *Soc. de biologie*, 26 mars 1892. — ARNAUD. Même Société, 2 avril 1892. — H. VINCENT. Technique pour la recherche de l'hématoz. du paludisme. *Tribune méd.*, 1892, n°s 17 à 20. — KOROLKO. Du paludisme. St-Pétersbourg, 1892 (en langue russe). — E. CANTON. *Ann. du cercle méd. argentin.* Buenos Ayres, 1892 — A. MATIENZO. Sur l'hématoz. de Laveran. Mexico, 1892. — E. GRAWITZ. *Berlin. Klin. Woch.*, 1892. — MANNABERG. *IIe Congrès de méd. int.* Leipzig, 25 avril 1892. — GOUZIAN. Th. Montpellier, 1892. — SOULIÉ. *Soc. de biologie*, 1892. — W. KRUSE. *Hygienische Rundschau*, 1892, n° 9 (Revue gén. sur les protozoaires parasites). — E. MARCHIAFAVA et BIGNAMI. Sur les fièvres estivo-automnales. Rome, 1892. — B. GRASSI et R. FELETTI. *Acad. des sc. nat. de Catane*, t. V, 4e série, 1892. — A. LAVERAN. Existe-t-il plusieurs parasites du paludisme? *Soc. de biologie*, 12 nov. 1892. — DU MÊME. De la nature des corps en croissant. Même Société, 26 nov.

1892. — BABES et GHEORGIU. Sur les différentes formes du parasite de la malaria. *Arch. de méd. exper.* 1er mars 1893. — MANNABERG. Die malaria Parasiten. Vienne 1893. — F. FAJARDO. O microbio da malaria. Rio de Janeiro. 1893. — A. VAN DER SCHEER. Trav. du labor. d'anat. path. de Weltevreden (Batavia). 1893. — LABBÉ. Sur la signific. des formes à flagella. *Soc. de biologie* 28 oct. 1893. — LAVERAN. Réponse à M. Labbé. *Soc. de biol.*, 28 oct. et 16 déc. 1893. — CL. SFORZA. Sur la nature des corps semilunaires. *Journal italien de méd. m^re*. 1893. — P. HEHIR. Obs. microsc. sur l'hématoz. du paludisme. *Indian med. Record*, 1893, p. 207, 241, 273. — C. GOLGI. Sur les fièvres malariques estivo-automnales. *Gaz. med. di Pavia*, 1893. — CATRIN. L'hématoz. du paludisme. *Gaz. des hôpitaux*, 1893. — G. DOCK. Fièvres pernicieuses. *Americ. Journ. of the med. Sc.*, April, 1894. — BACCELLI. HEWETSON, FELETTI. Communic. au Congrès méd. internat. de Rome, 1894. — E. CANTON. Le parasite des fièvres palustres. Buenos-Aires. 1894.

Inoculation du paludisme. — DOCHMANN. *Virchow's u. Hirsch's Jahresb.*, 1880. — C. GERHARDT. *Zeitsch. f. Klin. med.* Bd. VII, p. 372. — MARIOTTI et CIAROCCHI. *Lo Sperimentale*, 1884, t. LIV. fasc. XII. — MARCHIAFAVA et CELLI. *Annali di agricoltura*. 1885. — CHASSIN. *Th. Paris*, 1885. — T. GUALDI et ANTOLISEI. *Acad. de méd.*, Rome 1889. — ANTOLISEI, GUALDI et ANGELINI. *Rif. med.*, 1889. — DI MATTEI. *Rif. med.*, 30 mai 1891. — A. ANGELINI. État réfractaire des singes et des animaux en général au paludisme. *Rif. med.*, décembre 1891. — G. BEIN. Rech. étiol. et expérim. sur la malaria. *Charité Annalen*, 1891. — BACCELLI. 5e *Congrès de la Soc. ital. de méd. int. Rome*, oct. 1892.

CHAPITRE III

PROTOZOAIRES DU SANG CHEZ LES ANIMAUX

SPOROZOAIRES

Nous étudierons ces parasites en commençant par ceux qui se rapprochent le plus des hématozoaires du paludisme, c'est-à-dire par les sporozoaires du sang des oiseaux dont l'analogie avec l'hématozoaire du paludisme est si grande que quelques auteurs ont pu soutenir qu'il s'agissait d'un seul et même parasite.

Nous décrirons ensuite les sporozoaires du sang de la tortue, du lézard et de la grenouille, qui ont entre eux une grande analogie et qui diffèrent notablement des sporozoaires du sang des oiseaux.

Nous nous occuperons dans un chapitre spécial des hématozoaires qui, d'après Smith et Kilborne, sont les agents pathogènes de la fièvre du Texas.

La *technique* relative aux hématozoaires du paludisme s'applique à l'étude des sporozoaires du sang des animaux, ce qui nous dispensera d'entrer ici dans de grands détails (voy. chap. II, p. 68).

Le sang doit être étudié d'abord à l'état frais; c'est seulement dans le sang frais, au sortir des vaisseaux, qu'on peut voir les mouvements des flagella (sporozoaires du sang des oiseaux), ou des vermicules (sporozoaires de la grenouille, de la tortue et du lézard).

Pour conserver le sang avec les éléments parasitaires qu'il renferme, le meilleur procédé consiste ici, comme pour le sang palustre, dans la dessiccation rapide et la fixation par la chaleur; pour la coloration des préparations le bleu de méthylène et l'éosine donnent de bons résultats; on emploie ces réactifs comme il a été dit précédemment.

Les hématozoaires endoglobulaires ou libres prennent une coloration d'un bleu plus pâle que celle des noyaux des hématies et des leucocytes.

Le violet de gentiane colore les éléments parasitaires en violet comme les leucocytes et les noyaux des hématies; sur des préparations de sang d'oiseau fortement colorées par le violet de gentiane, on arrive quelquefois à voir les flagella comme l'a dit Sacharof.

La safranine (solution aqueuse légèrement

alcoolisée) donne aux noyaux des sporozoaires du sang de la tortue et du lézard une couleur orangée assez foncée, tandis que le protoplasma du corps de ces parasites se colore faiblement.

L'iode en solution iodurée donne aux sporozoaires une teinte jaune clair et colore plus fortement quelques-unes des granulations des sporozoaires du sang du lézard et de la tortue.

L'acide osmique peut servir à fixer les hématies et les éléments parasitaires dans leur forme, il ne noircit pas les granulations qui se trouvent dans les sporozoaires des animaux à sang froid; ces granulations deviennent seulement un peu plus sombres.

L'acide acétique dilué détruit les hématies à l'exception des noyaux et met en évidence les hématozoaires.

L'éther fait disparaître les granules brillants des sporozoaires du sang de la tortue et du lézard.

SPOROZOAIRES DU SANG DES OISEAUX.

Ces parasites ont été signalés pour la première fois en 1886-1887 par Danilewsky, qui en a donné une description plus complète en 1888 et 1889. Depuis lors ils ont été retrouvés et étudiés par différents observateurs.

Ces sporozoaires ont été rencontrés dans le

sang d'un grand nombre d'oiseaux : geai, pic, corbeau, corneille, chouette, hibou, pigeon, pinson, alouette, etc.... L'alouette et le pinson qu'on se procure facilement dans nos pays sont très fréquemment atteints de cette maladie parasitaire au printemps et en été, beaucoup plus rarement en hiver.

Comme l'hématozoaire du paludisme, cet hématozoaire se montre sous différentes formes : 1° corps sphériques ou cylindriques, endoglobulaires ou libres, 2° flagella, 3° corps segmentés.

1° *Corps sphériques ou cylindriques, endoglobulaires ou libres.* — Ces éléments parasitaires qui représentent les formes de beaucoup les plus communes chez l'oiseau, se montrent sous les aspects suivants :

a. Corpuscules endoglobulaires formant de petites taches claires sur les hématies (pseudo-vacuoles de Danilewsky); les plus petits de ces éléments mesurent 1 à 2 μ, au centre de chaque corpuscule on trouve habituellement un grain de pigment noirâtre (*a*, fig. 3); une même hématie peut renfermer deux ou trois éléments parasitaires.

b. Corps sphériques inclus comme les précédents dans les hématies, mais plus volumineux. Ces éléments, qui correspondent évidemment à une phase plus avancée du développement des parasites, renferment des grains pigmentés en nombre variable (*c*, fig. 3). La forme de l'hématie envahie par un de ces parasites est conservée d'abord; l'élément parasitaire continuant à augmenter de volume, le noyau de l'hématie est refoulé,

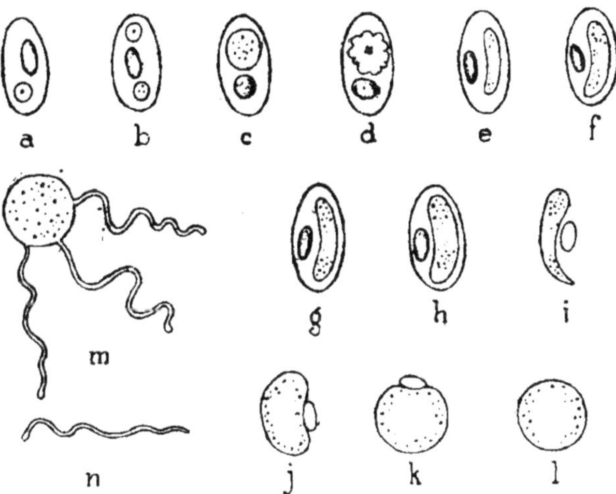

Fig. 3. — Hématozoaires de l'alouette. — *a*, *b*, *c*, hématies avec de petits corps sphériques pigmentés. — *d*, hématie renfermant un corps sphérique en voie de segmentation. — *e*, *f*, *g*, *h*, hématies avec des corps cylindriques à différents degrés de développement. — *i*, corps cylindrique devenu libre avec le noyau de l'hématie qui le renfermait. — *j*, *k*, corps cylindriques se transformant en corps sphériques, on voit encore à côté le noyau des hématies qui renfermaient ces corps. — *l*, corps sphérique libre entièrement développé. — *m*, corps sphérique avec trois flagella. — *n*, flagellum libre.

l'hématie se renfle et s'élargit; quelquefois le noyau de l'hématie est chassé à travers le protoplasma; presque toujours c'est lui qui résiste le plus longtemps.

c. Corps cylindriques endoglobulaires (pseudo-vermicules de Danilewsky).

Les parasites endoglobulaires ont souvent la forme de petits éléments cylindriques semblables, comme l'a dit Danilewsky, à des vermicules. Ces éléments effilés ou arrondis à leurs extrémités n'occupent d'abord qu'une partie de l'hématie malade (*e*, *f*, fig. 5), leur grand axe est parallèle au grand axe de l'hématie ou bien le vermicule replié sur lui-même, coiffe une des extrémités du noyau, il arrive aussi que les éléments parasitaires sont au nombre de deux dans une même hématie; nous avons souvent noté ce fait chez le pigeon; on trouve de chaque côté du noyau un corps cylindrique ou bien aux deux extrémités de l'hématie des éléments parasitaires recourbés sur le noyau.

Les corps cylindriques, augmentant peu à peu de volume, finissent par avoir la même longueur que les hématies; ils peuvent continuer encore à s'accroître en se repliant à leurs extrémités.

Ces éléments renferment, comme les corps sphériques, des grains de pigment disséminés dans toute leur longueur.

Il s'agit bien ici de corps endoglobulaires : le refoulement du noyau, lorsque l'élément parasitaire acquiert un certain volume, et le fait que les extrémités des éléments cylindriques viennent se replier sur les noyaux des hématies ne laissent aucun doute à cet égard.

Les parasites endoglobulaires sont immobiles.

A l'état frais on n'aperçoit pas de noyau à l'intérieur.

d. Corps sphériques ou cylindriques libres. Les corps endoglobulaires arrivés à leur développement complet deviennent libres.

Les corps cylindriques libres ont d'abord une grande ressemblance avec les corps endoglobulaires (*i*, fig. 5); ils sont parfois incurvés comme les corps en croissant du sang palustre; leur longueur est égale ou un peu supérieure à celle des hématies; à l'intérieur on trouve des grains de pigment qui sont disséminés et non réunis vers la partie moyenne comme cela est de règle pour les croissants du paludisme.

Pas de noyau visible à l'état frais.

A côté du corps cylindrique devenu libre par suite de la destruction de l'hématie qui le renfermait on trouve souvent le noyau de cette hématie dans la concavité du croissant (*i*, fig. 5).

Les corps cylindriques s'élargissent et se transforment plus ou moins rapidement en corps sphériques (*j*, *k*, *l*, fig. 5), d'autres fois ils se renflent à leurs extrémités et s'amincissent vers la partie moyenne.

Un corps cylindrique peut ainsi en se divisant donner naissance à deux petits corps sphériques.

Cette segmentation nous a paru assez fréquente au moins pour les hématozoaires du pinson (fig. 4).

Les corps sphériques libres proviennent des corps sphériques endoglobulaires ou bien de la transformation et parfois de la segmentation des corps cylindriques.

Le diamètre des corps sphériques libres est égal ou un peu supérieur à celui des leucocytes; on trouve souvent à côté de ces éléments parasitaires des débris des hématies qui les renfermaient; les noyaux des hématies détruites restent pendant quelque temps accolés aux parasites et comme enchâssés à la périphérie de ces éléments (*k*, fig. 3), ce qui pourrait faire croire qu'il s'agit de noyaux appartenant aux parasites.

Les corps sphériques libres, débarrassés des débris des hématies, ont une forme assez régulière, ils sont constitués par une substance anhiste, transparente, avec des grains pigmentés qui sont souvent disposés en couronne comme dans les corps sphériques du sang palustre. Les mouvements amiboïdes n'existent pas, ou sont du moins très peu marqués.

Les grains pigmentés des corps sphériques sont parfois animés d'un mouvement très rapide.

Les hématozoaires endoglobulaires ou libres, sont souvent en si grand nombre dans le sang des oiseaux que sur des préparations de sang très minces, examinées avec l'oculaire numéro 1 et l'objectif numéro 9 de Verick, on trouve de dix à quinze de ces éléments dans le champ.

2° *Flagella.* — Lorsqu'on observe avec attention des corps sphériques libres on constate souvent qu'il existe, sur les bords de ces éléments, des flagella animés de mouvements très vifs qui impriment aux corps sphériques d'où ils émanent,

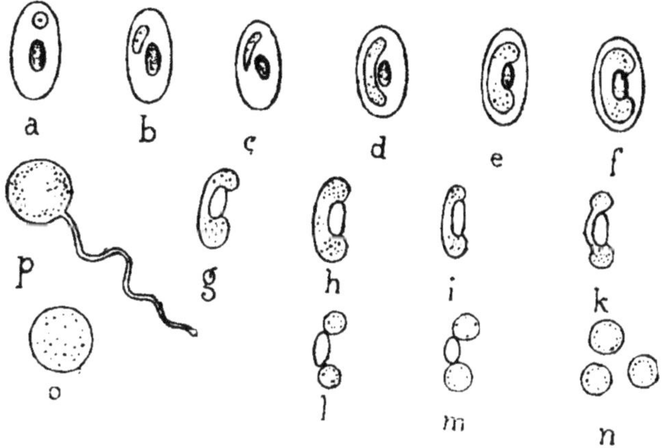

Fig. 4. — Hématozoaires du pinson. — *a, b, c, d, e, f*, différentes phases du développement de l'hématozoaire endoglobulaire. — *g, h, i, j, k, l, m*, l'hématozoaire devenu libre se divise. — *n*, petits corps sphériques libres. — *o*, corps sphérique pigmenté. — *p*, corps sphérique avec un flagellum.

des mouvements oscillatoires, voire même des mouvements de translation et de rotation. Le nombre des flagella qui adhèrent à un même corps sphérique varie de un à trois ou quatre (*m*, fig. 5).

Les corps sphériques munis de flagella ont été décrits par Danilewsky sous le nom de polymitus.

Ces flagella ont une grande analogie avec ceux

de l'hématozoaire du paludisme. La longueur de chaque flagellum, très difficile à évaluer exactement à cause de la flexuosité de l'élément et de sa mobilité, est à peu près double de la longueur d'une hématie; très minces et très transparents, les flagella sont presque invisibles à l'état de repos; quand ils se meuvent, ils impriment aux hématies voisines des mouvements très variés qui les décèlent souvent dans le sang frais là où on n'aurait pas réussi à les apercevoir sans la présence des hématies.

Les flagella s'observent souvent immédiatement après la sortie du sang des vaisseaux et il ne paraît pas douteux qu'ils existent dans le sang vivant et circulant. Nous ne pouvons pas admettre avec Danilewsky que le refroidissement du sang soit nécessaire à leur excapsulation; encore moins pouvons-nous accepter l'opinion de Grassi et Feletti d'après laquelle il s'agirait d'un phénomène cadavérique.

Sacharof admet que l'excapsulation des flagella est due à un trouble de la karyokinèse provoqué par le changement de la température ou par d'autres conditions physico-chimiques (Ann. de l'institut Pasteur. 1895 p. 805); mais Sacharof lui-même cite des faits contraires à cette hypothèse, quand il constate, par exemple, que les flagella existent dans le sang desséché immédiatement après sa sortie des vaisseaux.

Nous avons déjà discuté à propos de l'hématozoaire du paludisme l'opinion qui fait de l'apparition des flagella un phénomène de dégénérescence des parasites et nous avons montré que cette opinion était beaucoup moins vraisemblable que celle qui voit dans la forme à flagella une phase de l'évolution de l'hématozoaire.

Les mouvements des flagella peuvent persister pendant plusieurs heures.

Ces flagella, comme ceux de l'hématozoaire du paludisme, finissent par se détacher du corps sphérique dont ils émanent; ils deviennent alors libres dans le sérum où ils ne tardent pas à se perdre (*n*, fig. 5).

Les flagella se développent dans les corps sphériques; ils se meuvent d'abord à l'intérieur de ces éléments, d'où l'agitation des grains pigmentés signalée plus haut.

5° *Corps segmentés.* — On observe quelquefois chez les oiseaux des éléments segmentés analogues aux corps en rosace ou en marguerite du sang palustre. Les grains de pigment se réunissent au centre de l'élément parasitaire qui se segmente. Le nombre des segments est variable; de 8 à 10 dans certains cas, de 15 à 20 dans d'autres (*d*, fig. 5; — fig. 5); les corps segmentés donnent en fin de compte de petits éléments qui deviennent libres (*k*, fig. 5).

Les oiseaux chez lesquels on rencontre ces

formes de sporulation présentent des troubles morbides plus ou moins graves : élévation de la température, perte de l'appétit, amaigrissement; quelquefois des mouvements convulsifs se produisent et les animaux meurent (Danilewsky).

D'après A. Labbé les éléments parasitaires qui se renflent à leurs extrémités et qui prennent la forme à laquelle cet observateur donne le nom de forme en haltère posséderaient un noyau au centre de chaque renflement et ces renflements se segmenteraient à un moment donné de manière à présenter l'aspect des corps segmentés ou en marguerite du sang palustre (Soc. de biologie, 15 juillet 1895).

Outre les éléments décrits ci-dessus, Danilewsky a trouvé dans le sang du hibou des leucocytozoaires, c'est-à-dire des parasites logés dans des leucocytes et non dans des hématies.

Ces leucocytozoaires ont été rencontrés surtout dans la moelle des os.

Danilewsky pense qu'une partie des germes qui pénètrent dans les leucocytes des oiseaux succombe dans la lutte contre l'activité phagocytaire de ces cellules, tandis que l'autre résiste et continue à se développer.

Sacharof a observé les leucocytozoaires sur les corbeaux, les freux et les pies.

Chez le corbeau les noyaux des leucocytes

occupés par les parasites deviennent minces et longs et entourent le parasite.

Les leucocytozoaires peuvent présenter des flagella comme les hématozoaires.

D'après Sacharof, si ces parasites peuvent,

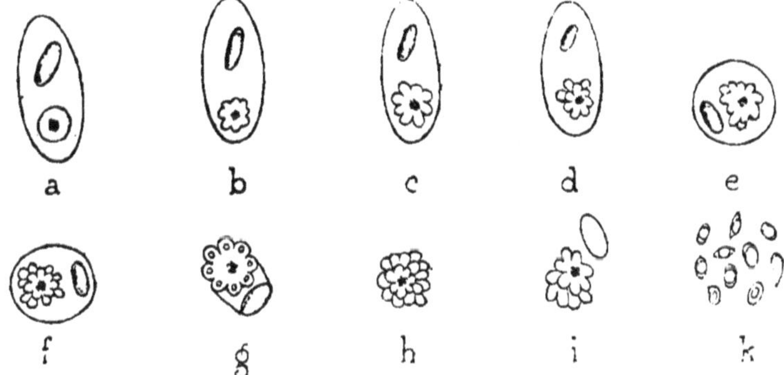

Fig. 5 — Corps segmentés dans le sang des oiseaux (d'après Danilewsky). — *a, b, c, d*, corps endoglobulaires en voie de segmentation. — *e, f, g*, phases plus avancées de la segmentation, l'hématie est déformée d'abord, puis détruite. — *h, i*, corps segmentés devenus libres. — *k*, éléments provenant de la segmentation.

contrairement à la règle, vivre dans les phagocytes c'est parce qu'ils détruisent le noyau, cette partie essentielle du leucocyte.

Chez les freux, les leucocytozoaires se montrent d'abord sous l'aspect de corpuscules ovales ou fusiformes, munis d'un noyau; ces corpuscules qui représentent les spores des leucocytozoaires grandissent et deviennent des parasites adultes;

on en trouve d'ordinaire plusieurs dans un même leucocyte, jamais ils ne se développent dans les leucocytes éosinophiles.

Les noyaux des leucocytes ne sont pas détruits par les parasites des freux comme par les leucocytozoaires des corbeaux, aussi est-il difficile de comprendre comment ces parasites arrivent à se développer dans les phagocytes.

Sacharof n'a pas observé pour ces parasites la segmentation en rosace et il pense que cette forme n'existe pas pour les leucocytozoaires non plus que pour les hémamibes des corbeaux. (*Ann. de l'Inst. Pasteur* 1893 p. 804.)

Danilewsky admet que les oiseaux sont sujets à trois formes d'infection par ces parasites :

1° Infection aiguë avec hyperthermie et symptômes d'une maladie grave ; on constate dans ce cas des cytosporozoaires et des formes segmentées :

2° Infection chronique sans état fébrile, caractérisée par la présence du polymitus ;

3° Infection mixte.

Les oiseaux dans le sang desquels on ne trouve que des parasites endoglobulaires ne présentent, en général, aucun trouble morbide apparent.

Les saisons ont une influence manifeste sur l'évolution de cette maladie, comme sur celle du paludisme ; en été les formes aiguës se terminent souvent par la mort, tandis qu'en hiver on n'observe que des formes chroniques sans gravité.

Les éléments parasitaires peuvent disparaître complètement du sang périphérique en hiver et reparaître au printemps.

Lorsque les oiseaux meurent, on trouve à l'autopsie des lésions qui rappellent de très près celles du paludisme aigu : le sang est très pauvre en globules rouges et l'on y rencontre beaucoup d'éléments pigmentés, la rate est tuméfiée, brunâtre; lorsqu'on examine une parcelle du parenchyme splénique on y trouve, comme dans la rate des sujets morts de fièvre pernicieuse, un grand nombre d'éléments pigmentés.

La moelle des os ne semble pas être chez les oiseaux, comme elle l'est chez les tortues, un siège d'élection des parasites.

Les sporozoaires du sang des oiseaux appartiennent-ils à une seule espèce ou à plusieurs espèces? La question a été discutée comme pour l'hématozoaire du paludisme.

Danilewsky, qui, dans ses premiers travaux, décrivait les pseudovermicules, les pseudovacuoles et le polymitus comme des parasites d'espèces différentes, incline à penser aujourd'hui que ces formes appartiennent à un seul et même microbe polymorphe.

Celli et Sanfelice admettent trois variétés de

sporozoaires du sang chez les oiseaux, variétés qui seraient surtout caractérisées par la rapidité plus ou moins grande du développement : 1° formes à développement lent ; 2° à développement accéléré ; 3° à développement rapide.

Dans les formes à développement lent, Celli et Sanfelice n'ont pas vu de flagella. La présence des parasites ne produit pas de trouble apparent chez les animaux qui en sont porteurs.

La forme à développement accéléré est caractérisée par les éléments segmentés et par la gravité assez grande de la maladie.

Dans la forme à développement rapide, on observe d'abord de petits éléments endoglobulaires, non pigmentés, qui en grandissant se chargent de pigment et se segmentent ; ces parasites donnent lieu souvent à des accidents mortels.

Celli et Sanfelice constatent eux-mêmes qu'on trouve souvent dans le sang de l'alouette les trois formes associées et que, par suite, on est tenté de croire qu'il s'agit d'un seul parasite polymorphe.

Grassi et Feletti admettent chez les oiseaux les espèces suivantes : Hæmamœba relicta, H. subprœcox, H. subimmaculata, Laverania Danilewsky (Acad. des sc. de Catane, 1892).

Nous avons exposé, dans le chapitre précédent, les raisons qui nous paraissent militer en faveur de l'existence d'un seul parasite polymorphe dans le paludisme ; les sporozoaires du sang des oiseaux paraissent aussi devoir être rapportés à une seule espèce polymorphe ; les différentes formes parasitaires se mélangent ou se succèdent dans le sang des mêmes animaux, comme font les différentes formes de l'hématozoaire du paludisme dans le sang des mêmes malades.

La rapidité plus ou moins grande de l'évolution des parasites ne suffit pas à établir l'existence d'espèces distinctes chez les oiseaux, de même que la rapidité plus ou moins grande de l'évolution des hématozoaires du paludisme et la gravité très variable des troubles morbides ne prouvent pas l'existence de plusieurs parasites du paludisme.

Les sporozoaires du sang des oiseaux sont-ils identiques aux hématozoaires du paludisme?

Danilewsky, après avoir soutenu cette opinion, fait aujourd'hui de sages réserves.

On peut relever plus d'une différence morphologique entre l'hématozoaire du paludisme et les sporozoaires du sang des oiseaux : les corps sphériques du sang des oiseaux sont rarement à l'état libre; ils ne présentent pas de mouvements amiboïdes comme les éléments similaires du sang palustre; les corps cylindriques du sang des oiseaux diffèrent des corps en croissant du sang palustre par leur forme, par leurs dimensions, par la disposition du pigment.

Mais ce qui doit surtout faire douter de l'identité de ces parasites, c'est que jusqu'ici on n'a pas réussi à inoculer les hématozoaires du paludisme aux oiseaux.

Dès 1889, l'un de nous a essayé d'inoculer l'hématozoaire du paludisme à des geais en leur injectant dans les veines du sang palustre riche en éléments parasitaires; les résultats de ces expériences ont toujours été négatifs.

Celli et Sanfelice ont injecté sans succès du sang palustre à différents oiseaux : tourterelles, pigeons, etc.

L'injection de sang d'oiseau, riche en éléments parasitaires, a été faite par di Mattei dans les veines d'un homme, les résultats ont été négatifs.

Les inoculations intra-veineuses ou intra-pulmonaires faites d'oiseau à oiseau ne donnent que des insuccès, lorsque les oiseaux inoculés appartiennent à une autre espèce que l'oiseau infecté qui fournit le sang.

Pour les inoculations entre oiseaux de même espèce, les résultats connus sont assez contradictoires.

Celli et Sanfelice ont réussi trois fois sur dix à inoculer les hématozoaires de pigeon à pigeon (par inoculation intra-pulmonaire), trois fois sur douze d'alouette à alouette.

Di Mattei n'a pas réussi à transmettre la maladie parasitaire de pigeon à pigeon.

Trente-cinq pigeons ont été inoculés par injection intra-veineuse avec 2 à 5 centimètres cubes du sang de pigeons infectés.

Vingt-quatre pigeons ont été inoculés par injection intra-pulmonaire.

Dix-huit pigeons par la méthode hypodermique.

Dans tous ces cas, le résultat de l'inoculation a été négatif (*Riforma medica*, 30 mai 1891).

Grassi et Feletti ont inoculé sans succès, vingt-quatre pigeons (inoculation par injection intra-veineuse) (*Centralbl. f. Bakteriologie*, 1891, t. X, n° 14).

Au mois de mai 1891, l'un de nous a réussi à infecter quelques alouettes saines en injectant dans leurs poumons du sang d'alouettes malades. Une des alouettes inoculées mourut onze jours après l'inoculation; on constatait chez cette alouette, en même temps qu'une pullulation très rapide des hématozoaires, une anémie extrêmement marquée, comme dans les formes les plus aiguës du paludisme.

Dans son dernier travail sur les hématozoaires des oiseaux, Danilewsky annonce qu'il a fait des inoculations d'oiseau à oiseau et qu'il a obtenu des résultats positifs.

Il est bien probable que les hématozoaires des oiseaux, inoculables à certains moments et sous certaines formes, ne le sont pas à d'autres moments et sous d'autres formes, ce qui expliquerait les résultats, contradictoires en apparence, auxquels on est arrivé jusqu'ici.

Sous quelle forme les sporozoaires du sang des oiseaux se trouvent-ils dans le milieu extérieur? comment, par quelle voie pénètrent-ils dans l'organisme? Ces questions n'ont pas été résolues d'une façon plus satisfaisante pour ces parasites que pour ceux du paludisme. La maladie parasitaire des oiseaux a les allures d'une endémie comme le paludisme; les zones d'infection pour les oiseaux ne se confondent pas avec les zones palustres.

L'influence des saisons est aussi remarquable sur la maladie parasitaire des oiseaux que sur le paludisme.

Grassi et Feletti ont constaté l'existence d'une amibe très petite dans les cavités nasales de pigeons qui avaient été exposés pendant deux nuits dans une localité palustre à 2 mètres au-dessus du sol; neuf jours après on trouvait des sporozoaires dans le sang de ces animaux.

La fréquence des amibes dans le milieu extérieur enlève à ces faits beaucoup de leur importance.

Les sels de quinine, si efficaces contre l'hématozoaire du paludisme, ne font pas disparaître les sporozoaires du sang des oiseaux, ce qui est un argument de plus en faveur de la non identité de ces parasites.

BIBLIOGRAPHIE

DANILEWSKY. Matériaux pour servir à la parasitologie du sang. *Arch. slaves de biol.*, 1886-1887. — DU MÊME. Contribution à la question de l'identité des parasites pathogènes du sang chez l'homme avec les hématoz. chez les animaux. *Centralbl. f. med. Wiss.*, 1886-1887. — DU MÊME. Rech. sur la parasitologie comparée du sang. Zooparasites du sang des oiseaux. Kharkov, 1888 (en langue russe). — DU MÊME. Trad. française de l'ouvrage précédent. Kharkov, 1889. — DU MÊME. Développement des parasites malariques dans les leucocytes des oiseaux. *Ann. de l'Inst. Pasteur*, 1890, p. 427. — DU MÊME. Contrib. à l'étude de la microbiose malarique. *Même recueil*, 1891, p. 758. — CHALACHNIKOV. Rech. sur les parasites du sang chez les animaux à sang froid et à sang chaud. Kharkov, 1888 (en langue russe). — B. GRASSI et R. FELETTI. Les parasites du paludisme chez les oiseaux. *Bull. mensuel de l'Acad. des sc. nat. de Catane*, 25 mars 1890. — DES MÊMES. Ancora sui parassiti degli uccelli. *Même Rec.*, juin, 1890. — A. LAVERAN. Des hématoz. voisins de ceux du paludisme chez les oiseaux. *Soc. de biologie*, 5 juillet 1890, 23 mai et 21 novembre 1891. — A. CELLI et F. SANFELICE. Sui parassiti del globulo rosso nell' uomo e negli animali. *Ann. dell' Istituto d'Igiene sperim. dell' Università di Roma. Nuova serie.* t. I, fasc. I. — E. DI MATTEI. Contrib. allo studio dell' infezione malarica sperim. *Riforma med.*, 30 mai 1891. — B. GRASSI et FELETTI. Weiteres zur Malariafrage. *Centralbl. f. Bakter*, 1891, t. X, nos 14, 15, 16. — DES MÊMES. *Acad. des sc. de*

Catane, 1892, t. V. 4e série. — A. LABBÉ. Sur les parasites endoglob. du sang de l'alouette. *Soc. de biol.*, 15 juillet 1893. — DU MÊME. Sur la signif. des corps à flagella. *Soc. de biol.*, 28 octobre 1893. — SACHAROF. Rech. sur les hématoz. des oiseaux. *Ann. de l'Inst. Pasteur*, 1893, p. 801. — RAILLIET. *Traité de zool. méd.*, 2e édit., Paris, 1893, p. 122. — DANILEWSKY. Sur les parasites du sang des animaux analogues à ceux du sang humain dans le paludisme. *Congrès des médecins russes à Saint-Pétersbourg*, 1894.

SPOROZOAIRES DU SANG DE LA TORTUE DES MARAIS (EMYS LUTARIA)

Danilewsky, dont les recherches sur ce sujet remontent à 1884, a constaté l'existence de ces sporozoaires dans le sang d'un grand nombre de tortues des marais de provenances diverses, et il en a donné une excellente description.

Le parasite se développe à l'intérieur des hématies et c'est à l'état endoglobulaire qu'on l'observe le plus souvent; lorsqu'il a atteint son complet développement il devient libre et il se présente alors sous l'aspect d'un vermicule mobile.

Le nombre des parasites libres est très faible, surtout chez les jeunes tortues, il augmente notablement chez les tortues qui sont vieilles et épuisées par le jeûne.

a. *Parasites endoglobulaires.* — Les éléments parasitaires forment dans les hématies qui les renferment des taches claires, incolores, avec des granulations brillantes qui ne sont pas constituées par du pigment (*a*, *b*, *c*, fig. 6).

Les dimensions du parasite sont égales et même souvent supérieures à celles du noyau des hématies; les parasites endoglobulaires les plus petits mesurent de 6 à 8 μ. Les formes embryonnaires ne se trouvent guère que dans la moelle osseuse.

Les parasites endoglobulaires les plus petits ont, en somme, l'aspect de vacuoles creusées dans les hématies, et à cause de cela Danilewsky leur a donné le nom de pseudovacuoles; mais ces pseudovacuoles se colorent à l'aide des couleurs d'aniline, notamment du bleu de méthylène; de plus on distingue à l'intérieur un noyau et des granulations rondes, assez grosses, très brillantes.

La même hématie renferme quelquefois deux parasites, qui, à cette phase, sont immobiles.

Les parasites continuant à se développer prennent une forme cylindrique, allongée; le grand axe du parasite est en général parallèle à celui de l'hématie (*d*, *e*, fig. 6); on distingue à l'intérieur un noyau et des granulations brillantes.

Les hématies envahies sont plus ou moins déformées.

Lorsque les vermicules ont atteint les extrémités des hématies, ils se replient sur eux-mêmes (*f*, *g*).

La longueur du parasite endoglobulaire adulte est de deux fois environ celle d'une hématie de la tortue, soit de 28 à 32 μ et sa largeur de 3 à 5 μ.

Le développement du parasite est très lent; Danilewsky estime qu'un sporozoaire endoglobulaire n'arrive à l'état adulte qu'après plusieurs semaines et peut-être plusieurs mois.

Il n'y a pas de capsule ou d'enveloppe autour du parasite.

Parvenu à l'état adulte, le parasite devient mobile; on voit qu'il essaie de se déployer, les mouvements, d'abord faibles, augmentent bientôt d'étendue et de force, et le vermicule finit par percer l'hématie dont il entraîne souvent des débris (*h*, *i*); enfin il devient complètement libre (*j*, *k*).

b. *Parasites libres.* — Le parasite arrivé à l'état adulte et libre, est un organisme monocellulaire avec un noyau unique; le corps cylindrique présente une extrémité antérieure arrondie, une extrémité postérieure un peu effilée.

Au moment de l'excapsulation, c'est l'extrémité antérieure (la plus grosse) qui sort presque toujours la première.

Le corps est d'ordinaire légèrement incurvé. La coloration du parasite est grisâtre, sa substance est très réfringente, homogène, avec quelques granulations.

Danilewsky a observé quelquefois, avec de forts

grossissements, une striation transversale très fine.

Le parasite libre présente des mouvements de

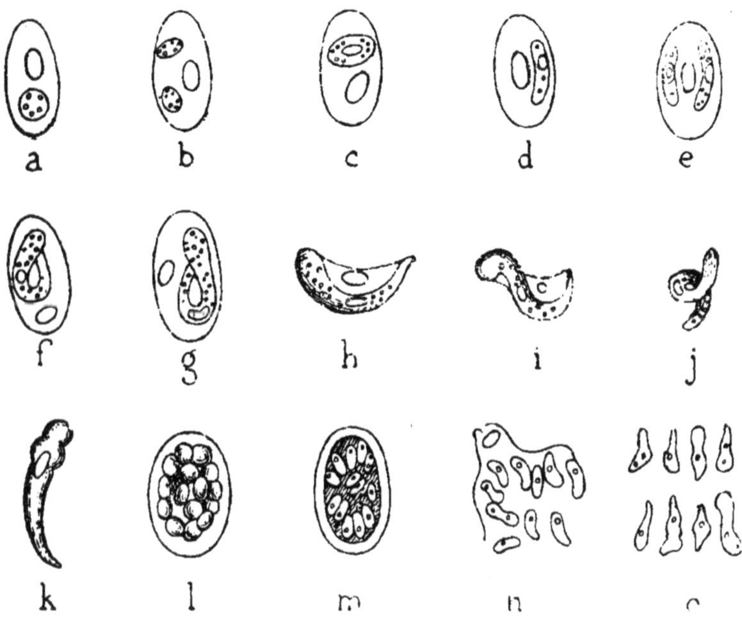

Fig. 6. — Hématozoaires de la tortue (d'après Danilewsky). — *a*, *b*, *c*, *d*, *e*, hématies renfermant un ou deux hématozoaires de petit volume de forme sphérique ou cylindrique. — *f*, *g*, les parasites endoglobulaires en s'accroissant se replient sur eux mêmes. — *h*, *i*, parasites devenus libres avec des débris des hématies. — *j*, *k*, parasites libres. — *l*, *m*, segmentation d'un hématozoaire. — *n*, *o*, embryons résultant de la segmentation.

plusieurs sortes : mouvements hélicoïdaux, mouvements de progression en ligne droite, mouvements lents de flexion dans le sens de la courbure normale, suivis d'un brusque redressement.

Pendant les mouvements de locomotion, on voit souvent des étranglements annulaires se produire (*k*, fig. 6). Un étranglement annulaire se forme à la partie antérieure du corps; à travers cet étranglement circule l'entoplasma d'arrière en avant, le noyau et les granulations qui prennent part à ce mouvement le rendent visible. De nouveaux étranglements apparaissent alors dans la portion antérieure.

La formation de ces étranglements rend probable l'existence d'un myocyte (Danilewsky).

Sorti de l'organisme, le parasite meurt en seize ou vingt-quatre heures; il conserve sa forme, mais devient plus opaque.

c. *Parasites étudiés dans les organes.* — Il ne faut pas se contenter d'étudier les hématozoaires dans le sang pris sur un point quelconque du corps, il faut rechercher l'état sous lequel les parasites se présentent dans les organes.

L'étude des sporozoaires du sang de la tortue est très instructive à cet égard; c'est en examinant la moelle osseuse des tortues que Danilewsky a réussi à trouver les formes embryonnaires des parasites décrits ci-dessus; ces formes embryonnaires ne se rencontrent presque jamais dans le sang.

La rate ne paraît pas avoir un rôle important, contrairement à ce qui a lieu pour les sporozoaires du sang des oiseaux; les formes parasitaires qu'on y trouve sont les mêmes que dans le sang.

Les vaisseaux sanguins des reins contiennent en général de nombreux parasites libres et mobiles.

La moelle osseuse rouge des jeunes tortues (moelle des épiphyses des os longs ou des os du bassin) présente un intérêt tout particulier à cause de l'abondance et de la variété des formes parasitaires qu'on y rencontre.

Outre les formes décrites ci-dessus, on trouve dans la moelle osseuse des cytocystes grégariniques (Danilewsky); il s'agit de corps d'aspect mûriforme qui se développent dans l'intérieur des hématies (*l*, *m*, fig. 6) et qui se désagrègent en donnant naissance à des embryons (*n*, *o*).

Les éléments embryonnaires devenus libres ont une forme ovalaire plus ou moins régulière, leur couleur est d'un gris mat.

Les embryons inclus dans les cytocystes sont immobiles; ces mêmes embryons, devenus libres, sont animés de mouvements assez vifs.

D'après Danilewsky, les embryons des sporozoaires ne pénètrent pas dans les hématies adultes, mais dans les éléments lymphoïdes qui donnent naissance aux hématoblastes, puis aux hématies. Les sporozoaires du sang de la tortue se développent donc lentement en même temps que les hématies.

De même que chez les autres animaux à sang froid, le développement des sporozoaires du sang de la tortue ne s'accompagne pas de la formation de mélanine, contrainement à ce qui a lieu pour les sporozoaires des oiseaux et pour l'hématozoaire du paludisme.

On peut trouver des sporozoaires dans le sang des tortues des marais en toute saison, mais le nombre des tortues malades augmente beaucoup au printemps et en été.

Le développement des parasites semble être complètement interrompu en hiver.

Il est probable que l'infection se fait par les voies digestives; parmi les animalcules qui servent de pâture aux tortues, bon nombre contiennent des grégarines, et quelques-unes de ces grégarines paraissent être voisines des sporozoaires de la tortue.

BIBLIOGRAPHIE

W. H. Birchmore. A parasiti in the red blood corpuscle of a turtle. *Microsc. Ann. Arbor*, Michigan, 1883, III, p. 62. — Danilewsky. Op. cit. *Arch. slaves de biol.*, 1886-1887. — Du même. Rech. sur les hématoz. des tortues. Kharkov, 1889. — Chalachnikow. *Op. cit.*, Kharkov, 1888.

SPOROZOAIRES DU SANG DU LÉZARD.

Ces hématozoaires, qui ont été décrits par Danilewsky et Chalachnikow, sont endoglobulaires ou libres dans le plasma.

a. *Parasites endoglobulaires.* — A leur première phase de développement, ces hématozoaires forment de petites taches claires, arrondies ou ovalaires dans les hématies malades, dans ces taches claires se voient des granulations brillantes ; il n'y a pas de pigment.

Les éléments endoglobulaires prennent ensuite l'aspect de vermicules qui mesurent en moyenne 10 μ de long sur 1 à 2 μ de large. Les vermicules se recourbent autour des noyaux des hématies qui sont refoulés latéralement.

Le parasite est formé d'une substance transparente avec des granulations brillantes aux extrémités ; il présente souvent des mouvements qui consistent en une flexion arciforme suivie d'un redressement qui s'accomplit beaucoup plus vite que la flexion. Pendant ces mouvements l'hématie qui renferme le parasite reste immobile.

L'élévation de la température jusqu'à 30° C. augmente l'activité de ces mouvements, le refroidissement la diminue.

D'autres hématies renferment des vermicules

plus grands et immobiles. Ces vermicules cylindriques, transparents, grisâtres, légèrement effilés aux extrémités, mesurent en moyenne 15 à 17 μ de long sur 3 à 4 μ de large.

A l'intérieur de chaque vermicule, on distingue d'ordinaire un noyau qui forme une tache d'un gris mat, ronde, autour de laquelle s'étend une étroite bordure claire et des grains arrondis de dimensions variables, réfractant la lumière; il n'y a pas de pigment.

Les hématies dans lesquelles se trouvent ces vermicules se décolorent et finissent par disparaître.

Les vermicules endoglobulaires ont quelquefois la forme en massue, c'est-à-dire qu'une des extrémités est beaucoup plus grosse que l'autre.

b. *Parasites libres.* — Ces parasites, beaucoup plus rares que les précédents, ne sont autres que les hématozoaires endoglobulaires devenus libres par suite de la destruction des hématies dans lesquelles ils se sont développés; ils contiennent un noyau facile à mettre en évidence et des grains brillants.

Ils sont animés de mouvements tout à fait comparables à ceux du Drepanidium de la grenouille : tantôt le parasite se meut en ligne droite; tantôt il présente sur place des mouvements alternatifs de flexion et de redressement.

Pendant les mouvements, on observe quelquefois des étranglements annulaires comme chez les hématozoaires libres de la tortue.

Les hématozoaires en forme de massue peuvent se présenter aussi à l'état libre.

La fréquence des hématozoaires chez le lézard varie beaucoup d'une localité à l'autre.

Des lézards pris dans un jardin de la ville de Kharkov, du mois d'août au mois de septembre 1885, étaient atteints une fois sur trois ou sur cinq de la maladie parasitaire; au contraire les lézards pris à 15 kilomètres de la ville étaient rarement infectés (Danilewsky).

On ne sait pas encore exactement comment se fait l'infection; Danilewsky incline à croire qu'elle a lieu par les voies digestives.

Le parasite ne pénétrerait pas dans les globules rouges sous les formes décrites plus haut. il s'introduirait dans les hématies au moment de leur formation, à l'état de corps amiboïdes très petits qui se développeraient en même temps que les hématies.

Danilewsky a vu plusieurs fois dans le sang du lézard de petites boules protoplasmatiques, grisâtres, avec une à deux granulations présentant parfois des espèces de pseudopodes. Ces éléments encore incomplètement étudiés représentent peut-être l'état amiboïde des sporozoaires du sang du lézard.

BIBLIOGRAPHIE

Danilewsky. Matériaux pour servir à la parasitologie du sang. *Arch. slaves de biologie*, 15 mars 1886. — Chalachnikow. Op. cit.

SPOROZOAIRES DU SANG DE LA GRENOUILLE.

En 1871, Ray Lankester a signalé l'existence dans le sang des grenouilles d'éléments parasitaires fusiformes.

En 1880, Gaule, qui examinait du sang de grenouille défibriné et porté à la température de 30 à 32° C. dans une solution de chlorure de sodium à 0,6 pour 100, aperçut dans quelques hématies, à côté du noyau, des corpuscules allongés, effilés aux extrémités; il constata que ces éléments, qu'il désigna sous le nom de *cytozoaires*, pouvaient sortir de l'hématie et se mouvoir en liberté pendant quelque temps dans le sang.

Dans la rate, le foie et la moelle des os, ces éléments se développaient plus facilement que dans le sang.

D'après Gaule, il ne s'agissait pas de parasites, mais de particules de la substance du noyau qui se séparaient et devenaient mobiles.

Gaule a désigné ces productions sous le nom de *Blutwürmchen*.

En 1882, Ray Lankester a publié de nouvelles recherches sur ce sujet; d'après lui il s'agissait de grégarines auxquelles il donna le nom de *Drepanidium ranarum*.

Wallerstein, Kruse, Danilewsky, Chalachnikow, A. Labbé ont étudié ces éléments dont la nature parasitaire est aujourd'hui universellement admise.

Wallerstein en fait des sporozoaires, Kruse les décrit sous le nom d'*hémogrégarines*, Danilewsky sous celui de *pseudovermicules*.

Cet hématozoaire de la grenouille présente, comme les sporozoaires du sang des oiseaux, de la tortue et du lézard, une phase endoglobulaire et une deuxième phase pendant laquelle le parasite arrivé à son état de développement complet se trouve en liberté dans le plasma.

a. *Parasites endoglobulaires*. — On aperçoit dans les hématies malades des espèces de vacuoles, de forme et de dimensions variables renfermant des grains brillants : les hématies conservent d'ailleurs leur aspect normal.

Le bleu de méthylène colore ces prétendues vacuoles, en même temps que les noyaux des hématies, ce qui indique qu'il ne s'agit pas de vacuoles, mais de corpuscules protoplasmatiques.

Les plus petits de ces éléments mesurent de 3

à 4 μ; ils s'accroissent peu à peu et atteignent 10 μ de long.

Le parasite a alors la forme d'un corps cylindrique dont le grand axe est souvent parallèle au grand axe de l'hématie, il est effilé aux extrémités; à la partie moyenne on distingue un noyau elliptique avec un nucléole.

Ces parasites sont toujours en dehors du noyau des hématies; on les rencontre aussi dans les leucocytes, dans les cellules de la rate et du foie.

L'hématozoaire arrivé à son développement complet est animé de mouvements qui, d'abord lents et difficiles à constater, vont en s'accentuant jusqu'à ce qu'une déchirure de l'hématie donne issue au parasite.

L'hématie qui renfermait le parasite pâlit, se plisse, se déforme et se fragmente; le vermicule entraîne souvent avec lui des débris de l'hématie.

b. *Parasites libres.* — Ces éléments, qui se rencontrent dans le sang de la grenouille, en même temps que les formes endoglobulaires, mesurent de 8 à 10 μ de long : ils sont cylindriques vers la partie moyenne, fusiformes, l'une des extrémités notablement plus effilée que l'autre.

Le parasite est en général incurvé.

Vers la partie moyenne on trouve un noyau rond ou elliptique.

Ces parasites présentent des mouvements de progression et des mouvements sur place pendant lesquels ils s'incurvent lentement puis se redressent brusquement.

D'après Labbé il arrive souvent que deux Drepanidium se soudent par une de leurs extrémités, puis s'accolent dans la plus grande partie de leur longueur ; il y aurait là, d'après cet observateur, une conjugaison analogue à celle des infusoires.

Le mode de reproduction du Drepanidium n'est pas encore bien connu. Il semble résulter des recherches de Labbé que le parasite peut se transformer en un corps amiboïde qui se segmente et donne naissance à des éléments embryonnaires ; la maladie se propagerait au moyen de ces éléments qui pénétreraient par l'intestin et les voies biliaires.

La plupart des observateurs admettent que les éléments endoglobulaires et ceux qui sont libres doivent être rapportés à un seul et même parasite.

Cependant nous devons noter que d'après Grassi et Calandruccio il faudrait distinguer les trois espèces suivantes :

1° Drepanidium ranarum ou petit Drepanidium ; 2° Drepanidium magnum ; 3° Laverania ranarum.

Dans certaines localités de la Sicile on ne trouverait que les grands Drepanidium.

Les saisons exercent une grande influence sur la fréquence des sporozoaires du sang de la grenouille et sur leurs formes ; c'est en été et en automne qu'on trouve le plus grand nombre d'animaux infectés.

Metchnikoff et Gabritchewsky ont observé que les Drepanidium parasites du sang de la grenouille étaient sujets eux-mêmes à une maladie parasitaire caractérisée par la présence de bacilles à leur intérieur. Ces bacilles se multiplient dans les hématozoaires endoglobulaires (*Annales de l'Institut Pasteur*, 1890, p. 440).

BIBLIOGRAPHIE

J. GAULE. Ueber Würmchen welche aus den Froschblutkörperchen auswandern. *Arch. f. Physiol.*, 1880, p. 57. — DU MÊME. Beobach der farblosen Elemente des Froschblutes. *Op. cit.*, p. 375. — DU MÊME. Kerne, Nebenkerne und Cytozoen. *Centralbl. f. die med. Wissen.*, XIX, p. 561, 1881. — DU MÊME. Die Beziehungen der Cytozoen (Würmchen) zu den Zellkernen. *Arch. f. Physiol.*, 1881, p. 297. — DU MÊME. Ueber die Bedeutung der cytozoen für die Bedeutung der thierischen Zellen. *Biolog. Centralbl.*, 1886, VI, p. 545. — WALLERSTEIN. Ueber Drepanidium ranarum. Inaug. Diss. Bonn. 1880. — E. RAY LANKESTER. On Drepanidium ranarum, the cell-parasite of the frog's blood and spleen (Gaule's Würmchen). *Quaterly journ. of Micr. Science*, 1882, XXII, p. 53. — DANILEWSKY. *Op. cit. Arch. slaves de biologie*, 1886-1887. — CHALACHNIKOW. *Op. cit.* — WALTHER KRUSE. Ueber Blutparasiten. *Arch. de Virchow*, 1890, T. CXX, p. 541, et T. CXXI, p. 559. — GABRITCHEWSKY. Contrib. à l'étude de la parasitologie du sang. *Ann. de l'Inst. Pasteur*, 1890, p. 440. — A. LABBÉ. Contrib. à l'étude des hématoz. *Acad. des Sc.*, 12 octobre 1891. — DU MÊME. Sur les hématoz. des vertébrés à sang froid. *Acad. des Sc.*, 24 octobre 1892.

CHAPITRE IV

HÉMATOZOAIRE DE LA FIÈVRE DU TEXAS

La fièvre dite du Texas est très commune chez les bœufs de la Caroline du Sud, de la Géorgie, de la Floride, de l'Alabama, du Mississipi, de la Louisiane et de l'Arkansas, en un mot elle règne dans la plupart des États du sud des États-Unis; elle a été très bien décrite par Salmon, Smith et Kilborne.

Symptômes. — La maladie se présente tantôt sous la forme aiguë, tantôt sous une forme subaiguë et atténuée.

La forme aiguë, presque toujours mortelle, prédomine pendant les mois chauds de l'année, elle fait rapidement de grands ravages dans les troupeaux infectés.

La fièvre est le premier symptôme observé, la température s'élève rapidement; après une période d'oscillations ascendantes elle reste stationnaire et la mort arrive ou bien la défervescence a lieu.

A l'approche de la mort les battements du cœur sont fréquents et faibles et souvent la température s'abaisse au-dessous de la normale.

L'urine est rougeâtre; dans la plupart des cas qui se terminent par la mort, il existe de l'hémoglobinurie. Quand l'hémoglobine fait défaut dans l'urine, on y trouve presque toujours de l'albumine.

Les animaux ont perdu l'appétit, ils ne ruminent plus, la constipation est habituelle.

Amaigrissement rapide, souvent arrêt de la sécrétion lactée.

Un des caractères les plus importants est la fluidité du sang qui devient très pâle.

Les symptômes nerveux sont assez rares, quelques animaux ont du délire, la démarche est chancelante, parfois on observe une paraplégie plus ou moins complète.

La mort peut survenir au bout de quelques jours; quand la guérison survient, elle est toujours lente; les rechutes sont fréquentes.

La forme subaiguë ou atténuée s'observe d'ordinaire en automne (octobre, novembre), elle est souvent méconnue si on ne fait pas l'examen du sang.

Les animaux qui ont guéri d'une attaque aiguë peuvent avoir une rechute de la maladie sous cette forme atténuée.

La fièvre est beaucoup moins vive que dans la

forme aiguë et la destruction des hématies beaucoup moins rapide; il n'y a pas d'hémoglobinurie.

Anatomie pathologique. — On trouve ou non des tiques sur la peau qui, en outre, présente souvent des ecchymoses. L'œdème sous-cutané est rare ou bien il s'agit d'un œdème cachectique.

La rate, toujours volumineuse, surtout quand les animaux meurent dans les premières périodes de la maladie, a souvent un poids trois ou quatre fois supérieur au poids normal.

La bile est abondante dans la vésicule biliaire, épaissie.

Le tissu cellulaire périrénal est œdématié et infiltré par une sérosité sanguinolente. Les reins sont volumineux, congestionnés, d'un rouge vineux; l'épithélium des tubes contournés renferme une grande quantité de pigment.

La partie inférieure du tube digestif est normale, de même le troisième estomac; hyperémie et parfois pétéchies dans le quatrième estomac.

Les poumons sont d'ordinaire à l'état sain, quelquefois il existe de l'œdème, ou des noyaux d'hépatisation.

Du côté du cerveau il n'y a à noter que de la congestion.

Altérations du sang. — La destruction des hématies est très rapide et énorme dans les formes aiguës, la perte peut s'élever à 800 000 par millimètre cube de sang et par jour (Smith et Kilborne); l'hémoglobinurie est la conséquence de cette destruction rapide des hématies.

La régénération des hématies se fait d'ailleurs très rapidement dans les cas qui se terminent par la guérison.

Beaucoup de globules rouges ont augmenté de volume et à côté de ces gros globules on trouve des globulins et des hématoblastes.

Le nombre des leucocytes est parfois un peu augmenté.

Parasites de la fièvre du Texas. — En 1868, Stiles signala dans la bile des animaux morts de cette fièvre la présence de microcoques.

Salmon (1885), Detmers, Billings (1888) ont décrit des microcoques ou des bacilles comme les agents pathogènes de cette maladie.

En 1889, Smith et Kilborne ont trouvé dans le sang des bœufs atteints de la fièvre du Texas des hématozoaires qui se présentent sous des aspects qui rappellent évidemment certaines formes de l'hématozoaire du paludisme.

Krogius et O. von Hellens ont retrouvé en Finlande, chez les bovidés atteints d'hémoglobinurie, les hématozoaires décrits par Smith et Kilborne. La description donnée par ces auteurs et les figures qui accompagnent leur mémoire ne paraissent laisser aucun doute sur l'identité des parasites qu'ils ont vus, et de ceux qui avaient été précédemment observés au Texas.

Sang frais. — On trouve à l'intérieur de certaines hématies des corps pâles, pyriformes, qui mesurent d'ordinaire de 2 à 4 μ de long, sur 1,5 à 2 μ dans la plus grande largeur. Les extrémités effilées de ces corps, souvent réunis par deux

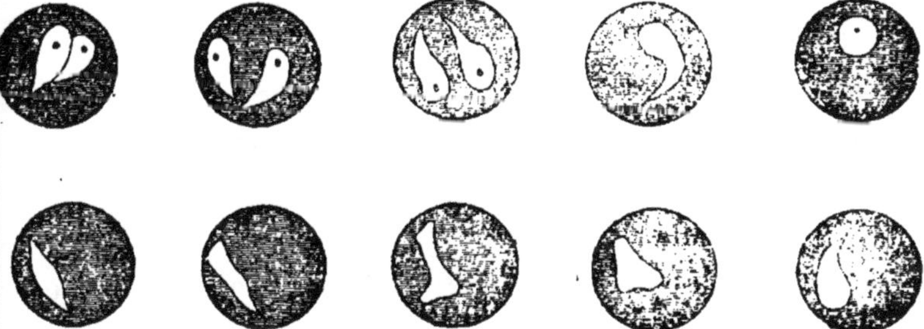

Fig. 7. — Hématozoaires de la fièvre du Texas d'après Smith et Kilborne. (Figure empruntée aux Archives de méd. expérimentale. 1893, p. 447.

dans une hématie, sont tournées l'une vers l'autre et se rejoignent parfois (fig. 7).

Les corps les plus gros présentent vers leur extrémité arrondie un corpuscule sphérique de 0,10 à 0,20 μ de diamètre.

Lorsque la préparation de sang frais est examinée sur la platine chauffante, à la température de 35 à 42 degrés C, on constate que les hématozoaires endoglobulaires sont animés de mouvements amiboïdes qui peuvent persister encore six heures après que le sang est sorti des vaisseaux.

Sang desséché. — Les hématozoaires endoglobulaires sont colorés par le bleu de Löffler, par le violet de méthylène, par l'hématoxyline; le bleu de méthylène en solution aqueuse colore la partie périphérique des parasites, le centre est à peine teinté.

Les parasites de la fièvre aiguë ne sont pas toujours pyriformes, ni par paires, on trouve souvent des parasites endoglobulaires isolés, de forme sphérique ou irrégulière.

Le nombre des hématies qui renferment des parasites est beaucoup plus considérable dans le sang des organes internes que dans le sang recueilli à la périphérie.

Chez les animaux qui meurent dans le stade aigu de la fièvre, le nombre des hématies envahies par les parasites s'élève parfois à 80 ou 90 sur 100 dans les reins; le foie en contient un peu moins (40 à 50 pour 100).

On ne trouve de parasites libres que dans le cœur et les reins; le sang recueilli à la périphérie n'en contient jamais.

Dans les fièvres bénignes d'automne on trouve rarement des corps pyriformes, les parasites sont plus petits, souvent isolés, ils ont l'aspect de microcoques.

Corpuscules sphériques, corps pyriformes, corps amiboïdes, corps en fuseau ne sont probablement que des stades de l'évolution d'un même parasite, mais les rapports existant entre ces éléments ne sont pas bien connus.

On n'a encore trouvé aucune forme caractéristique du stade de reproduction, bien qu'il soit certain que le parasite se reproduit rapidement dans le sang.

Pathogénie des accidents. — C'est la destruction des hématies par les parasites qui paraît être le fait essentiel dans la fièvre du Texas, les débris des hématies et les parasites devenus libres forment des embolies dans les vaisseaux capillaires, principalement dans les reins, la rate, le cœur.

Ce parasite n'a jamais été trouvé chez des animaux sains; d'autre part, on le trouve toujours chez les animaux atteints de la fièvre du Texas.

Sa nature pathogène paraît donc bien établie, d'autant plus que Salmon, Smith et Kilborne ont réussi à inoculer la maladie des bœufs malades à des bœufs sains, en injectant dans le tissu conjonctif ou dans le sang des produits frais (sang, débris d'organes), renfermant des parasites. L'inoculation faite à des animaux autres que les bovidés a toujours échoué.

Rôle des tiques dans la transmission de la maladie. — Dès 1869, Dodge avait attribué aux tiques une épidémie de fièvre du Texas. La tique qui semble propager cette maladie appartient à une espèce particulière, *Boophilus bovis*.

Des expériences poursuivies de 1889 à 1892, par Smith et Kilborne, ont montré ce qui suit :

1° Si on enlève avec soin toutes les tiques du corps d'un animal provenant d'une région infectée, cet animal peut être transporté sans danger dans les régions non infectées, il ne donne plus la fièvre du Texas.

2° Si on met des tiques recueillies sur des animaux infectés, dans des champs où paissent des bœufs sains, la fièvre du Texas ne tarde pas à se montrer chez ces bœufs.

3° Des bestiaux sains ont été infectés à l'aide de tiques provenant d'une incubation artificielle.

Lorsque des bestiaux infectés sont mis en rapport avec des bestiaux sains, la fièvre du Texas n'éclate en général parmi ces derniers qu'après quarante à quarante-cinq jours; or, pour que les tiques donnent naissance à une nouvelle génération de parasites, il faut au minimum trente-sept jours (Smith et Kilborne).

Ces faits semblent démontrer que les tiques jouent un rôle important dans la propagation de la fièvre du Texas; il faut dire cependant qu'on n'a jamais réussi à retrouver les parasites dans le corps des tiques.

La fièvre du Texas ne paraît pas devoir être confondue avec l'hémoglobinurie qui est endémique chez les bœufs de Roumanie, et qui a été étudiée par Babès. (V. Cornil et Babès. Les Bactéries.)

BIBLIOGRAPHIE

TH. SMITH ET F.-L. KILBORNE. Sur la nature, les causes et la prophylaxie de la fièvre du Texas. — CATRIN. Analyse du travail précédent, in *Archives de médecine expérimentale*, numéro du 1er mai 1895. — A. KROGIUS et O. VON HELLENS. Sur l'hématoz. de l'hémoglobinurie du bœuf. *Arch. de méd. expérim.*, 1894, p. 353.

CHAPITRE V

TRYPANOSOMES ET MONADES

Les trypanosomes n'ont jamais été observés chez l'homme, mais on les rencontre chez beaucoup d'animaux domestiques. Ils sont la cause de la maladie connue sous le nom de *Surra* dans l'Inde, maladie qui sévit sur les chevaux, les mulets et les chameaux, et qui a les caractères d'une fièvre rémittente; d'autre part, les trypanosomes s'observent fréquemment, même dans nos pays, dans le sang du rat, du lapin, des oiseaux et de la grenouille, c'est-à-dire chez les animaux qu'on utilise le plus souvent dans les laboratoires[1].

Les trypanosomes fournissent un nouvel exemple d'une maladie générale produite, comme le

1. Ce chapitre sur les trypanosomes est à peu près la reproduction d'un article qui a été publié par l'un de nous en 1892, dans les *Archives de médecine expérimentale*.

paludisme, non par des schizophytes, mais par des hématozoaires appartenant à la classe des protozoaires, et, à ce titre, leur histoire est très intéressante.

Dès 1841, Valentin a signalé, dans le sang de la truite, la présence de parasites ayant l'aspect de vermicules fusiformes, de 7 à 13 μ de long, animés de mouvements très vifs.

Des hématozoaires analogues ont été trouvés, en 1842, par Gluge dans le sang de la grenouille; Gruby a proposé, en 1842, de donner à ces parasites le nom de *Trypanosomes* qui a été généralement adopté.

Mitrophanow, Danilewsky et Chalachnikow ont donné de très bonnes descriptions de ces parasites; Danilewsky a fait connaître les trypanosomes des oiseaux.

Lewis a signalé aux Indes dans le sang du rat la présence de parasites qui se rapprochent beaucoup des trypanosomes, et qui sont en général désignés sous le nom d'*Herpetomonas Lewisii.*

Avec Danilewsky, on peut définir le trypanosome un organisme protoplasmatique possédant un ou plusieurs flagelles, un noyau et une membrane ondulante.

Cette définition ne s'applique qu'à l'état parfait, adulte, du parasite qui peut se présenter, comme nous le verrons plus tard, sous des formes bien différentes.

On s'accorde aujourd'hui à reconnaître que les trypanosomes sont des parasites appartenant au genre le plus simple des *Flagellés*, mais cette opinion n'a été admise qu'après de nombreuses discussions sur la nature de ces éléments.

Remak, Créplin, von Siebold ont contesté leur nature parasitaire; d'après Gaule, il ne s'agissait pas de parasites, mais de simples leucocytes; à l'appui de cette opinion, Gaule disait qu'il avait pu suivre au microscope la transformation de leucocytes en trypanosomes et inversement. L'erreur de Gaule s'explique par ce fait que les trypanosomes ont une phase amiboïde pendant laquelle ils ont, en effet, une grande analogie avec des leucocytes.

Danilewsky décrit six formes principales :

1° Forme simple et primaire; trypanosome dont le corps est aplati; très mobile, de grandeur variable (grenouilles, poissons);

2° Trypanosome dont le corps aplati est roulé en entonnoir (grenouilles);

3° La partie postérieure du corps du trypanosome n'est pas aplatie, la partie antérieure est constituée par une large membrane ondulante, le corps se rétrécit en arrière et se transforme en une espèce de cône recourbé sur lui-même (grenouilles);

4° La surface du trypanosome est pectinée et le parasite prend parfois l'aspect d'une corne d'abondance (grenouilles, très rarement dans le sang des oiseaux);

5° Trypanosome fusiforme; la membrane ondulante fait défaut, ou du moins elle est tout à fait rudimentaire (poissons);

6° *Herpetomonas Lewisii* ou *Trypanomonas murium* (Danilewsky); la membrane ondulante fait défaut, le parasite ressemble beaucoup aux formes jeunes des trypanosomes des premières espèces.

Les quatre premières variétés de trypanosomes paraissent être d'origine commune, le polymorphisme est en effet très commun chez les trypanosomes.

Nous décrirons successivement :

1° Les trypanosomes des oiseaux;

2° Les trypanosomes des poissons;

3° Les trypanosomes des grenouilles;

4° Les trypanosomes des mammifères (rat, hamster, cheval, etc.).

Trypanosomes des oiseaux. — En 1850, Wedl a décrit des parasites du sang des oiseaux qui paraissent devoir être rapportés aux trypanosomes, mais les descriptions de Wedl sont très peu précises.

En 1885, Danilewsky a trouvé des trypanosomes dans le sang de plusieurs espèces d'oiseaux (chouette, rollier, etc.), et il a donné une description très complète de ces parasites,

Le trypanosome des oiseaux se présente sous l'aspect d'un corps cylindrique fusiforme, gri-

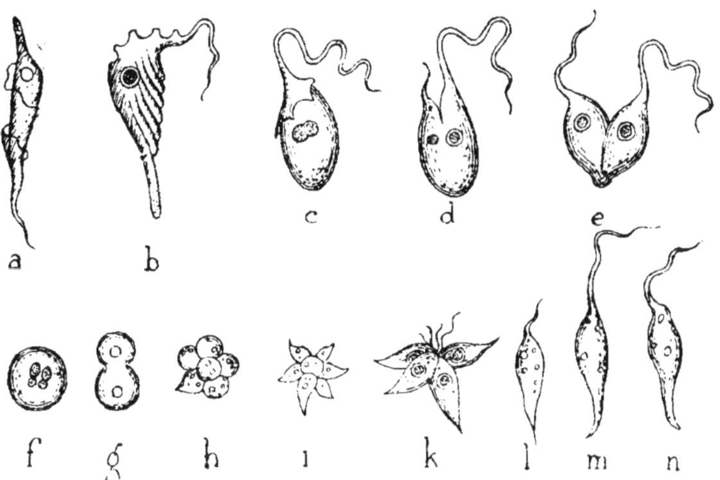

Fig. 8. — Trypanosomes des oiseaux (d'après Danilewsky). — *a, b*, trypanosome fusiforme. — *c, d, e*, division du noyau, puis du corps du trypanosome avec formation d'un nouveau flagellum. — *f, g*, stade sphérique. — *h, i*, les corps sphériques se transforment en éléments piriformes. — *k*, phase plus avancée de la métamorphose. — *l, m, n*, formes jeunes du trypanosome ou trypanomonades.

sâtre, homogène; l'extrémité antérieure va en s'amincissant et se termine en un flagellum plus ou moins long. Une membrane ondulante, hyaline, incolore, va du flagellum à l'extrémité postérieure du parasite (*a*, *b*, *c*, fig. 8).

La membrane ondulante et le flagellum sont

animés de mouvements qui présentent une véritable coordination au point de vue de la vitesse et de la direction.

On trouve en outre dans le trypanosome un noyau sphérique grisâtre.

Les trypanosomes les plus grands mesurent 45 à 60 μ de long sans compter le flagellum, les plus petits mesurent de 18 à 22 μ de long.

Le trypanosome est animé d'un mouvement spiraliforme; le flagellum est dirigé en avant et les mouvements se propagent du flagellum à la membrane ondulante.

C'est pour rappeler le mouvement spiraliforme de ces parasites que Gruby leur a donné le nom de Trypanosoma (de τρύπανον, tarière; σῶμα, corps).

La moelle des os des oiseaux est le siège d'élection de ces parasites; c'est là que les trypanosomes se développent et se multiplient, aussi trouve-t-on dans la moelle des os des variétés de formes plus nombreuses que dans le sang.

Le trypanosome peut prendre la forme amiboïde, le flagellum et la membrane ondulante se rétractent, le parasite devient sphérique, assez semblable à un leucocyte, et il se segmente (*f*, *g*, *h*, fig. 8).

La segmentation peut aussi se faire par division longitudinale, le noyau se divise, puis le corps lui-même, et un nouveau flagellum se développe (*d*, *e*).

Chacun des corpuscules provenant de la segmentation des corps amiboïdes a d'abord la forme d'un globule régulier muni d'un noyau.

Lorsque la segmentation est terminée, les corpuscules passent de la forme sphérique à la forme ellipsoïde, puis piriforme (*i*, *k*), un flagellum apparaît et s'allonge; ces formes ressemblent beaucoup à des monades.

La longueur de ces éléments jeunes est de 9 à 10 μ, sans compter le flagellum.

Les parasites restent longtemps à cette phase de développement (*Trypanomonas* de Danilewsky), et, si l'on ne connaissait pas leur genèse, leur parenté avec les trypanosomes pourrait sembler douteuse.

La trypanomonade a un corps piriforme, l'extrémité postérieure est plus ou moins effilée; de l'extrémité antérieure part un flagellum très mobile; au centre du corps, noyau grisâtre; les mouvements sont assez énergiques, le flagellum toujours dirigé en avant (*l*, *m*, *n*).

La trypanomonade devient ensuite fusiforme; en même temps le flagellum, au lieu d'être filiforme, prend l'aspect d'un prolongement du corps, comme dans le trypanosome.

Dans l'espace de vingt-quatre heures la trypanomonade peut acquérir la longueur d'une hématie.

Les trypanomonades peuvent se multiplier pendant la période mobile; la multiplication a lieu alors par une scission longitudinale qui commence toujours par l'extrémité antérieure du flagellum. On rencontre souvent des groupes de trypanomonades réunies entre elles par leur extrémité postérieure et provenant de la scission en deux ou quatre du même parasite.

Le bord aplati et transparent de la trypanomonade ondule et se tord en spirale.

Les trypanomonades finissent par prendre la forme des trypanosomes, mais cette transformation est assez lente. Danilewsky n'a pas pu la suivre jusqu'à la fin, malgré de très longues observations (dix à douze jours).

Les formes jeunes se rencontrent très rarement dans le sang périphérique, on les trouve surtout dans la moelle des os, la rate et le rein.

Les trypanosomes fusiformes vivent de cinq à huit jours sans se déformer en dehors de l'organisme; les trypanomonades peuvent rester vivantes dix à douze jours, à la température ordinaire, dans du sang recueilli au moyen d'une pipette ou dans une préparation histologique de sang bordée à la paraffine.

Danilewsky a trouvé le trypanosome dans le sang et dans la moelle des petits du rollier âgés de trois à quatre jours seulement; il a remarqué que les trypanosomes s'observent seulement chez les oiseaux qui, après l'éclosion, sont nourris encore pendant quelque temps par leurs parents, jamais chez ceux qui cherchent eux-mêmes leur nourriture aussitôt après l'éclosion. Le trypanosome se développerait dans le tube digestif et particulièrement dans le jabot, et les petits seraient infectés par les parents.

En 1861, Eberth a signalé l'existence de trypanosomes dans le tube digestif des oiseaux, mais les rapports de ces parasites avec les trypanosomes du sang ne sont pas établis.

Trypanosomes des poissons. — Ces parasites ont été trouvés pour la première fois par Valentin dans le sang de la truite, *Salmo fario*, en 1841.

Remak, Berg, Créplin, Gros, Wedl ont observé dans le sang de plusieurs espèces de poissons et particulièrement chez le brochet, la perche et la tanche, des hématozoaires qui paraissent devoir être rapportés aux trypanosomes.

Mitrophanow a décrit, en 1883, des trypanosomes trouvés par lui dans le sang de *Cobitis fossilis* et de *Carassius vulgaris*; ces parasites sont désignés par Mitrophanow sous le nom d'*Hæmatomonas Cobitis* et *H. Carassii*.

Danilewsky a retrouvé ces mêmes organismes chez différents poissons : *Cyprinus carpio*, *Cyprinus tinca*, *Cobitis fossilis*, *Perca fluviatilis*, etc.

Chalachnikow, qui a fait ses recherches, en 1886-1887, dans le gouvernement de Kherson et qui a étudié les trypanosomes dans le sang d'un grand nombre d'espèces de poissons, a donné une bonne description de ces parasites.

Chalachnikow décrit deux formes de trypanosomes des poissons :

1° Trypanosome à forme plate simple, qui a la même structure et qui subit les mêmes transformations que le trypanosome à forme plate de la grenouille ;

2° Trypanosome fusiforme, identique au trypanosome des oiseaux, présentant les mêmes modes de multiplication.

Ces deux formes ne paraissent être que deux variétés, deux aspects du même parasite.

Le trypanosome, arrivé à son développement complet, présente un à deux flagelles, une membrane ondulante et un noyau ; il est animé de mouvements très vifs et mesure 20 à 30 μ de long.

Le noyau se divise, les flagelles disparaissent et le parasite prend la forme amiboïde.

Les corps amiboïdes donnent naissance par segmentation à de jeunes trypanosomes qui s'accroissent progressivement et qui peuvent se multiplier par division longitudinale.

Ces trypanosomes jeunes, fusiformes, ont une grande analogie avec les trypanosomes ou trypanomonades des animaux à sang chaud, rat, etc.

On trouve chez les poissons comme chez les

grenouilles beaucoup de trypanosomes dans les reins (Danilewsky).

Trypanosome de la grenouille. — La première observation de trypanosome dans le sang de la grenouille est due à Gluge, en 1842. Gluge trouva dans le cœur d'une grenouille un organisme microscopique, fusiforme, à extrémités effilées, portant sur le côté trois appendices (probablement membrane ondulante) qui étaient animés de mouvements très vifs, tandis que l'animalcule se déplaçait; le corps du parasite était transparent, sans trace d'organisation.

Ce parasite du sang de la grenouille fut retrouvé peu de temps après par Mayer qui lui donna le nom d'*Amœba rotatoria*, puis par Gruby qui le désigna sous le nom de *Trypanosoma sanguinis*.

Wedl, en 1850, signala cet organisme dans le sang de la rainette.

Ray Lankester le revit chez la grenouille, en 1870; le croyant nouveau, il lui donna le nom d'*Undulina ranarum*.

Grassi a observé ce parasite chez la rainette et le crapaud commun.

Chalachnikow classe ainsi qu'il suit les formes de trypanosomes des grenouilles :

1° Trypanosome à forme plate avec trois variétés : *a*, forme plate simple; *b*, forme plate enroulée; *c*, forme transitoire, forme en spirale.

2° Trypanosome à forme pectinée avec deux variétés : *a*, forme pectinée en spirale; *b*, forme pectinée en spirale et en tube (en corne d'abondance).

Ces cinq variétés se trouvent dans le sang de *Rana esculenta*, *Rana temporaria* et de *Hyla arborea*; il est bien probable qu'il s'agit de formes variées d'un seul et même parasite polymorphe.

Le trypanosome de la grenouille a un état amiboïde bien caractérisé; la transformation du trypanosome à forme plate en corps amiboïde se fait avec une grande rapidité. Le corps amiboïde se segmente en 4 parties, puis, au bout de quinze minutes, en 8 parties, etc. Les éléments provenant de la segmentation se transforment en jeunes trypanosomes fusiformes qui parfois se divisent en deux par segmentation longitudinale.

La forme pectinée est caractérisée par des stries parallèles assez régulières qui sont dues à un plissement de la surface du protoplasma.

Les trypanosomes à forme pectinée, comme les trypanosomes à forme plate, peuvent donner lieu à des corps amiboïdes qui se segmentent.

Le trypanosome des grenouilles mesure parfois 100 μ de long.

Le rein de la grenouille contient des formes primitives de trypanosomes qui sont rares dans le sang.

Les trypanosomes se rencontrent beaucoup plus souvent dans le sang de la grenouille en été qu'en hiver.

Trypanosomes des rats, hamsters, chevaux, chameaux, etc. ; Herpetomonas Lewisii. — Gros et Chaussat ont signalé l'existence, dans le sang du mulot, de la taupe et du rat noir, de *vermicules* qui paraissent devoir être rapportés aux trypanosomes; c'est à Lewis que revient le mérite d'avoir donné la première description complète de ces parasites dans le sang du rat.

Lewis a observé, à Calcutta, dans le sang de *Mus decumanus* et de *Mus rufescens* un nombre considérable d'animalcules pourvus à l'une de leurs extrémités d'un long flagellum; le corps de ces animalcules était transparent, anhiste et mesurait 20 à 30 μ de long sur 0,80 à 1 μ de large; ces hématozoaires étaient animés de mouvements très vifs.

Lewis a rencontré ces parasites à Calcutta chez 29 pour 100 des rats examinés, les animaux infectés ne semblaient pas malades.

Griffith Evans a fait connaître, en 1880, une maladie qui sévit aux Indes sur les chevaux, les mulets et les chameaux, et qui est désignée sous le nom de *Surra*.

Cette maladie, qui a les caractères d'une fièvre rémittente, est occasionnée par des hématozoaires qui ont été décrits d'abord sous le nom de Spirilles (Evans), puis sous le nom de *Spirochæta Evansii* (Steel).

Steel et Evans ont réussi à transmettre cette maladie aux chiens, aux chevaux et aux mulets.

D'après Lewis, le parasite du surra ne serait autre que l'hématozoaire décrit par lui dans le sang du rat: cette opinion a été généralement admise.

Crookshank a retrouvé le parasite de Lewis 25 fois sur 100 dans le sang du rat d'Europe. Nous avons pu constater également que cette maladie parasitaire n'était pas très rare chez les rats à Paris.

Danilewsky a donné à ces parasites le nom de *Herpetomonas Lewisii* ; il ne paraît pas douteux qu'il s'agisse de trypanosomes très voisins de ceux qui ont été décrits plus haut, très voisins surtout des trypanosomes des oiseaux.

Chalachnikow a trouvé le parasite de Lewis dans le sang de *Mus decumanus* et de *Cricetus frumentarius*.

A l'état de mouvement ces hématozoaires ont la forme de corps aplatis, fusiformes, souvent enroulés sur eux-mêmes, d'un gris mat, avec une extrémité tranchante, l'autre extrémité se terminant par un flagellum (*a*, *b*, *c*, fig. 9); à l'intérieur on remarque une tache claire qui paraît être un noyau.

En faisant agir les vapeurs d'acide osmique sur le sang, c'est-à-dire en tuant les parasites en même temps qu'on les fixe dans leur forme, on constate les particularités suivantes. L'animal-

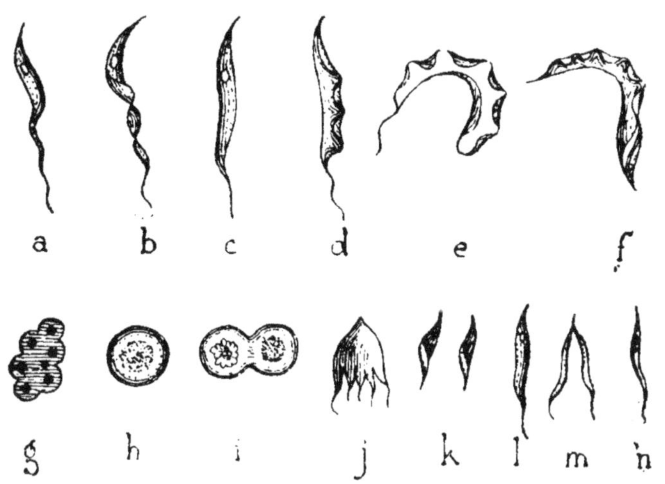

Fig. 9. — Trypanosomes des rats (d'après Chalachnikow). — *a, b, c, d, e, f*, différents aspects de l'herpétomonas (rat, hamster, etc.). — *g, h, i*, pseudoleucocytes. — *j*, division des pseudoleucocytes. — *k, l, m, n*, formes jeunes résultant de la division des pseudoleucocytes.

cule, au lieu d'être fusiforme, est aplati ; une des extrémités se termine par un prolongement tranchant, l'autre par un long flagellum ; sur un des bords, on voit une série de plis ou de retroussis (*d, e, f*).

Chalachnikow a réussi à cultiver ces parasites dans du sérum de sang de chien préparé aseptiquement. Six jours après avoir ensemencé le sérum avec du sang renfermant les parasites de Lewis, on observait, outre les formes ordinaires, de nouvelles formes à différents stades de développement.

On trouvait des corps protoplasmiques assez semblables à des leucocytes, avec de petites sphères brillantes à l'intérieur; quelquefois un de ces éléments présentait une scissure et formait deux sphères (*g*, *h*, *i*); d'autres fois ces sphères se divisaient en corps fusiformes (*j*) et donnaient ainsi naissance à une colonie de jeunes parasites. La culture renfermait un grand nombre de jeunes parasites fusiformes libres à divers degrés de leur développement (*k*, *l*, *m*, *n*), quelquefois les jeunes trypanosomes étaient réunis par une extrémité (*m*).

La multiplication paraît donc pouvoir se faire ici, comme pour les trypanosomes des oiseaux, des poissons et des grenouilles, par les corps amiboïdes ou par division longitudinale des jeunes trypanosomes.

A. Labbé a trouvé dans une sangsue renfermée depuis plus de trois mois des trypanomonades qui provenaient vraisemblablement du cheval; dans les marais des Landes on nourrit les sangsues en leur livrant de vieux chevaux ou de vieux ânes.

Trypanosome du lapin, du cobaye. — F. Jolyet et B. de Nabias ont trouvé quatre fois sur dix, dans le sang du lapin, à Bordeaux, des trypanosomes (*Journ. de méd. de Bordeaux*, 1er mars 1891).

Dans le sang frais, ces parasites se meuvent avec une grande rapidité au milieu des hématies auxquelles ils impriment des mouvements très vifs. Leur corps est allongé et transparent, cylindrique vers la partie moyenne, effilé en avant et terminé en arrière par un flagellum.

Ces trypanosomes ont une grande vitalité ; au bout de cinq jours, ils sont encore vivants dans une préparation de sang frais simplement lutée et conservée à la température ordinaire.

Sur des préparations de sang desséché, fixé par les vapeurs d'acide osmique et coloré avec des solutions concentrées de violet dahlia ou de fuchsine, on constate ce qui suit : le parasite mesure, en comprenant le flagellum, de 30 à 36 μ de long, sur 2 à 3 μ de large vers la partie moyenne. Il existe une membrane ondulante très étroite qui s'arrête à la naissance du flagellum, et on distingue plus ou moins nettement un noyau.

Jolyet et de Nabias n'ont pas réussi à voir comment se faisait la reproduction.

Le plus souvent, les lapins qui présentaient ces parasites étaient amaigris, chétifs et avaient eu de la diarrhée, chez quelques animaux on trouvait plus de 50 parasites dans une goutte de sang.

Künstler a décrit un parasite semblable dans le sang du cobaye.

L'histoire des trypanosomes présente encore bien des obscurités ; on ne sait pas si les parasites décrits plus haut forment des espèces distinctes, ne pouvant pas se transformer l'une dans l'autre, ou bien s'il s'agit simplement de variétés d'un même parasite modifié par le milieu dans lequel il se trouve.

On ne sait pas non plus exactement comment les trypanosomes se propagent ; il est probable que cette propagation se fait par les voies digestives ; les jeunes oiseaux qui ne mangent pas seuls immédiatement après l'éclosion paraissent pouvoir être infectés par leurs parents.

On peut espérer toutefois qu'on arrivera sans trop de peine à résoudre ces questions ; l'étude des trypanosomes est en effet beaucoup plus facile que celle des sporozoaires, de l'hématozoaire du paludisme en particulier.

Les trypanosomes vivent assez longtemps en dehors de l'organisme et l'on arrive à les cultiver dans le sérum du sang ; il est assez facile de les inoculer d'un animal à un autre animal de même espèce ; enfin, il s'agit de parasites beaucoup plus volumineux que les hématozoaires du paludisme et que les sporozoaires voisins trouvés dans le sang de différents animaux.

Monades (Hexamitus) parasites du sang. — Danilewsky a trouvé quelquefois des monades dans le sang de la tortue (*Emys lutaria*) et de la grenouille (*Rana esculenta*).

Il s'agissait toujours d'animaux très amaigris, inanitiés.

Ces monades, munies de quatre tentacules mobiles antérieurs et de deux tentacules postérieurs longs et immobiles, se frayent avec force un passage entre les hématies.

On les trouve dans la lymphe, dans l'urine, dans la bile, et quelquefois en très grand nombre dans ce dernier liquide; on en rencontre aussi dans les transsudations abdominales et dans les liquides de l'œdème du tissu conjonctif.

La forme de cette monade est celle de l'Hexamitus de Dujardin.

Le corps se compose d'une petite masse de protoplasma incolore avec noyau et vacuole contractile, les flagella sont au nombre de six.

Ce parasite se trouve à l'état libre dans le canal intestinal des tritons, des grenouilles, des lézards, des tortues.

Les flagella antérieurs, très mobiles, servent à la locomotion; ils sont animés de mouvements très vifs; des ondes assez profondes et rapides vont de la partie antérieure à la partie postérieure.

Dans du sang conservé dans des tubes capillaires, Danilewsky a trouvé des hexamitus très mobiles le septième jour après la sortie des vaisseaux; une monade vivait encore le douzième jour.

Les altérations de la muqueuse intestinale produites par le jeûne sont, d'après Danilewsky, la cause du passage des hexamitus de l'intestin dans le sang (probablement par les chylifères).

BIBLIOGRAPHIE

G. Valentin. Ueber ein Entozoon im Blute von Salmofario. *Müller's Archiv.*, 1841, p. 435. — G. Gluge. Ueber ein eigenthumliches Entozoon im Blute des Frosches. *Müller's Archiv.*, 1842, p. 148. — Gruby. Sur une nouvelle espèce d'hématoz. Trypanosoma sanguinis. *Acad. des sc.*, 1843. C. R., XVII, p. 1134. — Gros. Observ. et inductions microsc. sur quelques parasites. *Bull. de la Soc. imp. des naturalistes de Moscou*, 1845. — C. Wedl. Beitrage zur Lehre von den Hematozoen. *Denkschriften der Wiener Akad. der Wissen.*, 1850. — E. Ray Lankester. On Undulina. *Quaterly Journal of Microsc. Sc.*, 1871. — T.-R Lewis. Flagellated organisms in te blood of healthy Rats. *Quaterly Journal of Microsc. Sc.*, 1879, p. 109. — Kunstler. Rech. sur les infusoires parasites. C. R. *Acad. des sc.*, 1883, p. 755. — B. Grassi. Sur quelques protistes endoparasites. *Arch. ital. de biologie*, 1882-1883. — Mitrophanow. Beitrage zur Kenntniss der Hematozoen. *Biolog. Centralbl.*, 1883. — E.-M. Crookshank. Flagellated Protozoa in the blood of diseaded and apparently healthy animals. *Jour. of the R. Microsc. Society*, 1886, p. 913. — Danilewsky. Matériaux pour servir à la parasitologie du sang. *Arch. slaves de biol.*,

1886-1887. — Du même. Rech. sur la parasitologie comparée du sang. Zooparasites du sang des oiseaux. Kharkov, 1888 (en langue russe). — R. Blanchard. Art. Hématozoaires, in *Dictionn. encyclop. des sc. méd.* et *Traité de zoologie méd.*, 1889, I. p. 69. — Van Dyke Carter. Sur la maladie infectieuse du rat et du cheval dans l'Inde. *Mém. scientif. des méd. milit. des Indes.* Calcutta, 1888. — Chalachnikow. Rech. sur les parasites du sang chez les animaux à sang froid et à sang chaud. Kharkov, 1888. — Danilewsky. Nouv. rech. sur les parasites du sang des oiseaux. Kharkov, 1889. — F. Jolyet et B. de Nabias. *Journ. de méd.*, Bordeaux, 1er mars 1891. — A. Labbé. Note sur un nouveau parasite du sang : Trypanomonas Danilewsky. *Bull. de la Soc. zool. de France*, 1891, T. XVI. n° 8. — A. Laveran. Des trypanosomes parasites du sang. *Arch. de méd. expér.*, 1892, p. 257. — Mollereau. Sur une maladie des mulets au Tonkin. *Bullet. Soc. centr. de méd. vétérinaire*, 1888, p. 694. — Railliet. *Traité de Zoologie médicale*, 2e édit., 1895, p. 164.

TABLE DES MATIÈRES

CHAPITRE II

CHAPITRE III

CHAPITRE IV

CHAPITRE V

28 934. — PARIS, IMPRIMERIE LAHURE
9, rue de Fleurus, 9

www.ingramcontent.com/pod-product-compliance
Ingram Content Group UK Ltd.
Pitfield, Milton Keynes, MK11 3LW, UK
UKHW021150260726
13994UKWH00001B/371

9 782329 436975